中草药鉴别与应用

李春深◎编著

天津出版传媒集团

天津科学技术出版社

本书具有让你"时间耗费少，养生知识掌握好"的方法

免费获取专属于你的
《中草药鉴别与应用》阅读服务方案

循序渐进式阅读？省时高效式阅读？深入研究式阅读？由你选择！
建议配合二维码一起使用本书

微信扫描二维码
免费获取阅读方案

◆ **本书可免费获取三大个性化阅读服务方案**

1、**轻松阅读：**为你提供简单易懂的辅助阅读资源，每天读一点，简单了解本书知识；
2、**高效阅读：**为你提供高效阅读技巧，花少量时间掌握方法，专攻本书核心知识，快速掌握本书精华；
3、**深度阅读：**为你提供更全面、更深度的拓展阅读资源，辅助你对本书知识进行深入研究，透彻理解，牢固掌握本书知识。

◆ **个性化阅读服务方案三大亮点**

🕐 时间管理　科学时间计划　　📁 阅读资料　精准资料匹配　　💬 社群共读　阅读心得交流

★不论你只是想循序渐进、轻松阅读本书，还是想掌握方法，快速阅读本书，或者想获取丰富资料，对本书知识进行深入研究，都可以通过微信扫描【本页】的二维码，根据指引，选择你的阅读方式，免费获得专属于你的个性化读书方案。帮你时间花的少，阅读效果好。

图书在版编目（CIP）数据

中草药鉴别与应用／李春深编著．--天津：天津科学技术出版社，2020.5

ISBN 978-7-5576-5838-0

Ⅰ．①中… Ⅱ．①李… Ⅲ．①中药鉴定学 Ⅳ.①R282.5

中国版本图书馆 CIP 数据核字（2019）第 050956 号

中草药鉴别与应用
ZHONGCAOYAOJIANBIEYUYINGYONG
责任编辑：孟祥刚

出　版：天津出版传媒集团
　　　　　天津科学技术出版社
地　址：天津市西康路 35 号
邮　编：300051
电　话：（022）23332390
网　址：www.tjkjcbs.com.cn
发　行：新华书店经销
印　刷：三河市恒升印装有限公司

开本 670×960　1/16　印张 20　字数 500 000
2020 年 5 月第 1 版第 1 次印刷
定价：68.00 元

前　言

　　草药,是自然生态环境赐予人类的健康产物,也是地球上数万年与人共存的生态物种。草医,是中国数千年来认识自然植物并利用天然草药防病、治病的民间医生。草医有很强的地方特色和不同民族的医治方法。

　　中国历史上的草医草药,其医有先祖"神农尝百草",开草药治病的先河;其药有李时珍所著《本草纲目》,汇集各地民间草医药经验之大成。当今社会盛行生物医药,反季节食品,大量运用转基因工程技术,其潜在的毒副作用和对人的伤害越来越明显。人们在追求高质量的生活中,在追求新的、有效的、无副作用的医疗保健方法中,发现中国的草医草药具有独到的疗效,使用草药治病可使人们感受到回归大自然的亲切,并零距离地感受天然植物的治疗奇迹。

　　本书介绍了各种中草药的鉴别要点,包括小档案、功效主治、真伪鉴别、注意事项、药膳养生、古今验方,分为清热解毒、祛风湿、消食、止血、补气等十六类中草药治病药方配制,内容丰富,易于理解,适合中医爱好者阅读。

目　录

第一章　中草药概述

中药在古代称为"本草"，因为中药的主要来源是植物。最早系统记载中药知识的《神农本草经》，成书于中国汉朝时期，收药 365 种，分为上、中、下三品。之后，随着时代的发展，到明朝时，李时珍的《本草纲目》已收集中药达 1829 种。

近代，为了与西药作区别，把传统的用药称为中药。中药的来源主要包括植物、动物、矿物三大类。而一般民间的草药，则泛指一些口耳相传的经验用药，不像中药是在中医理论的指导下，经过辨证论治，联合服用的。有时还需将中药以蜜炙、酒炙、烘焙等方法进行加工处理。

中医学是我国宝贵的知识财富，是劳动人民数千年的智慧结晶，它非常重视阴阳调和、虚实平衡，讲究标本兼治。更为可贵的是，中医强调人们的健康应采取积极的养生方法，将健康融入日常生活的点滴当中，视预防、养生为通向健康的第一要素，因此有"药食同源"的说法。中国人常常吃中药来进补，例如四物汤炖鸡、山药煮粥、枸杞子入菜食用等，《神农本草经》记载，上述中药可以养命，无毒，多服、久服不伤人。

中药的性味归经

性味归经是中药理论的重要组成部分，也是中医药的一大特色。性味归经也就是药物的药性、药物的滋味、药物作用能达到的病位。

药性

中药具有寒、热、温、凉四种药性，也称之为"四气""四味"。除此之外，还有一些中药药性平和，作用和缓，温热寒凉不明显，所以称之为"平性"。"四气"中温热与寒凉属于不同的性质，温次于热，凉次于寒。

寒性、凉性药物能够减轻热证，如板蓝根、黄芩属于寒凉性药物，对发热、口渴、咽痛等热证具有清热解毒作用。

温性、热性药物能够减轻或消除寒证，如附子、干姜属于温热性药物，对腹部冷痛、四肢冰凉等寒证具有温中散寒作用。一般来说，能够清热泻火、凉血解毒、治疗热证的药物，属于寒性或者凉性；能够温中散寒、补火助阳、治疗寒证的药物，属于温性或热性。

药味

药味是指中药的真实滋味。药物的滋味不止五种，辛、甘、酸、苦、咸是五种最基本的滋味，另外，还有淡味、涩味。一般来讲，涩归附于酸，淡归附于甘，所以中药的药味习称"五味"，也就是辛、甘、酸、苦、咸五种滋味。

●辛——辛味的药物一般具有发散、行气、行血等作用，多用于治疗表证、气血阻滞。

如麻黄、桂枝属于辛味药物，能够解表散寒，治疗风寒感冒；红花、益母草属于辛味药物，能够活血，治疗痛经、跌打损伤等。

●甘——甘味的药物一般具有补益、缓和药性、缓急止痛等作用，多用于治疗虚证、调和药物。

如人参味甘，大补之药，是治疗气虚的首选药物；熟地黄味甘，能滋补精血，是治疗肾阴亏虚的主要药物；甘草味甘，能调和药物；麦芽糖味甘，能缓急止痛，用于治疗脾胃虚寒所致的腹痛。

●酸——酸味的药物一般具有收敛固涩的作用，多用于体虚多汗、久泻久痢、肺虚久咳、尿频遗尿、遗精滑精等。

如五味子味酸，能够涩精、敛汗，用于治疗遗精、多汗；五倍子味酸，能涩肠止泻，用于治疗久泻久痢；乌梅味酸，能敛肺止咳，涩肠止泻，用于治疗肺虚久咳、久泻久痢。

●苦——苦味的药物一般具有泻下、降逆止咳、泻火、燥湿等作用，用于治疗大便不通、咳喘、火热病、湿热病、寒湿病。

如大黄味苦，能泻下通便，用于治疗热结便秘；苏子、杏仁味苦，能降泄肺气，用于治疗肺气上逆导致的咳喘；栀子、黄芩味苦，能清热泻火，用于心烦神躁、目赤、口苦、咽干等症；苍术、厚朴味苦，能燥湿，用于治疗腹部胀满、憋闷、疼痛。

●咸——咸味的药物一般具有软坚散结、泻下的作用，用于痰咳、瘰疬、瘿瘤等病症。

如海藻、昆布味咸，能消痰软坚，用于治疗瘰疬；芒硝味咸，能泻下通便，用于治疗大便秘结。

归经

中药归经表示的是药物作用能达到的部位。归有归属之意，经是人体经络的概称。一种药物一般对一个或几个部位起作用，也就是一种药物有一个或几个归经。中医归经理论是基于经络学说和脏腑学说而形成的，与西医学中的各器官系统是完全不同的概念。也就是说，中医的"心"不等同于西医的"心脏"，"肝"不等同于西医的"肝脏"。

如心主神志，当出现精神、思维、意识异常的症状时，如昏迷、健忘、痴呆、癫狂等，可以推断为心的病变。归心经的药物能缓解或消除上述病变，如麝香归心经，能开窍醒神，用于治疗神志昏迷；朱砂归心经，能镇惊安神，用于治疗心悸心慌。

另外，了解药物的归经，有助于提高用药的准确性。如治疗各种原因引起的头痛：白芷善治前额头痛，柴胡善治头部侧痛，羌活善治后头痛；治疗各种原因所致喘症：麻黄、杏仁归肺经，能够宣降肺气而平喘，治疗肺气上逆引起的喘咳；蛤蚧、补骨脂归肾经，能够补肾纳气以定喘，治疗肾虚不能摄纳引起的喘症。

小贴士

人体经络

人体经络包括经脉和络脉，经脉是指十二经脉、奇经八脉以及附属于十二经脉的十二经别等，络脉是指十五络脉及浮络、孙络等。经络是人体运行气血、联络脏腑、沟通内外、贯串上下的径路。各种经脉、络脉均有自己的循行分布，如十二经脉之一——手太阴肺经：起于中焦，下络大肠，还循胃口（下口幽门，上口贲门），通过膈肌，属肺，至喉部，横行至胸部外上方（中府穴），出腋下，沿上肢内侧前缘下行，过肘窝入寸口上鱼际，直出拇指之端（少商穴）。手太阴肺经的分支：从手腕的后方（列缺穴）分出，沿掌背侧走向食指桡侧端（商阳穴），交于手阳明大肠经。

手太阴肺经分支的腧穴主治咳、喘、咳血、咽喉痛等肺系疾患及经脉循行部位的其他病症，如胸满、肩背及内侧前缘痛、掌中热。

中药需配伍使用

与西药相比，中药的配伍使用是中医理论中的一大特色，早在两千多年前，我国的药学专著《神农本草经》里就记载了中药的配伍、服用等基本原则。

配伍的概念

根据病情的不同需要和药物的不同特点，有选择地将两种以上的中药配合在一起使用，叫做配伍。在远古时期，治疗疾病一般都是采用单味药物的形式，后来由于药物品种日趋增多、对药性特点不断明确、对疾病的认识逐渐深化以及疾病的复杂等原因，中药也就由简到繁出现了多种药物配合应用的方法，并逐步积累了配伍用药的规律。这样既照顾到了复杂病情，又增进了疗效，同时也减少了单味药物的毒副作用。因此，中药常常配伍使用。

配伍的原因

●病情需要

人们所患的各种疾病都是由多种病邪及病因所致，而且患病以后的表现也各不相同，常常是许多病症综合在一起，如感冒时除了有怕冷、发烧外，还有头痛、嗓子痛、流鼻涕等症状；患肺结核时除了有咳嗽胸痛、体虚外，还有低热、夜间出汗、颧红、痰中带血等症状。中医注重"整体观"，辨证论治，综合诊治，因此，在治疗疾病时，不仅要治疗主要症状，也要照顾到次要症状；不仅要治标，还需要治本，所以需要将不同的药物配合在一起使用，起到良好疗效。

例如熟地黄和六味地黄丸：熟地黄是治疗肾阴亏虚的首选药物；六味地黄丸由熟地黄、山茱萸、淮山、泽泻、丹皮和茯苓六味药材组成，主要用于治疗由于肾阴亏虚、虚火上炎所引起的肾虚病症。肾虚病人往往服用六味地黄丸，因为单用一种熟地黄是不可能达到全面治愈疾病目的的，而六味地黄丸能起到更好的治疗作用。

● 药物特点

每种中药都有各自的性味和归经，它们的药效、作用也不相一致。有的药物能补气，有的药物能泻下，有的药物能理气，有的药物能解表，还有的药物能消食等。即使同一类药物，它们作用的脏腑归经也是不相同的。如有些能补肝，有些能补肾，有些则肝肾同补。又如黄芩、黄连、黄柏同是清热泻火药，但黄芩味苦性寒清上焦之火，黄连味苦性寒偏于清中焦火，而黄柏味苦性寒却偏于清下焦火。因此，药物需配伍使用。

配伍的意义

不同的药物配合使用，相互之间会产生一定的作用，有的可以增进原有的疗效，有的可以相互抵消或削弱原有的功效，有的可以降低或消除毒副作用，也有的合用可以产生毒副作用。临床上，药物配伍使用的目的是增进疗效或者降低毒副作用，配伍使用产生毒副作用的药物临床多作为配伍禁忌，不宜使用。

● 增进疗效

如麻黄常常配伍桂枝，能增强发汗解表、祛风散寒的作用；知母配伍贝母，可以增强养阴润肺、化痰止咳的功效；附子、干姜配合应用，以增强温阳散寒、回阳救逆的功效；陈皮配半夏以加强燥湿化痰、理气和胃的功效；全蝎、蜈蚣同用能明显增强平肝息风、止痉定惊的作用。这类同类药物配伍应用的例证，历代文献有不少记载，它构成了复方用药的配伍核心，是中药配伍应用的主要形式之一。

另外，还有药物配伍使用是以一种药物为主药，另一种药物为辅药的形式，两药合用，辅药可以提高主药的功效。如黄芪配茯苓治脾虚水肿，黄芪为健脾益气、利尿消肿的主药，茯苓淡渗利湿，可增强黄芪益气利尿的作用；枸杞子配菊花治目暗昏花，枸杞子为补肾益精、养肝明目的主药，菊花清肝泻火，兼能益阴明目，可以增强枸杞子的补虚明目的作用。这类功效不同的药物配伍，一主一辅，相辅相成。辅药能提高主药的疗效。

●**降低毒副作用**

两种药物配伍使用，以达到消除其中一味药物的毒副作用的效果。如半夏配伍生姜使用，半夏生用有一定的毒性，可使人咽痛音哑，而生姜可以抑制半夏的毒性作用，用生姜炮制后成姜半夏，半夏的毒性作用就大大降低了；甘遂配伍大枣使用，大枣可抑制甘遂峻下逐水、耗伤正气的毒副作用；熟地配伍砂仁使用，砂仁可以减轻熟地滋腻碍胃、影响消化的副作用；常山配伍陈皮使用，陈皮可以缓和常山治疗疟疾而引起恶心呕吐的胃肠反应。这类药物配伍多用于具有较强毒副作用的药物，以保证安全用药，也可用于有毒中药的炮制及中毒解救。

中药的毒性和副作用

在很多人眼里，中药意味着纯天然药物，无毒副作用，以至于不少病人都习惯选择服用中药。难道中药真的没有毒副作用吗？

中药到底有没有毒副作用

"龙胆泻肝丸"可能导致慢性肾脏损害的消息，双黄连针制剂引起不良反应事件，鱼腥草或新鱼腥草素钠的注射剂引起患者过敏性休克、全身过敏和呼吸困难等不良反应等，一度闹得沸沸扬扬，让"中药很安全、绿色、没副作用"的传统观念再次受到冲击。

其实，"中药没有毒副作用"是由于不了解中医中药而导致的错误观念。早在两千多年前，《神农本草经》中就记载了药物的毒性，并依据毒性将药物分为上、中、下品。现代研究也证明了中药具有毒副作用，根据国家药品不良反应监测中心的资料，中药的不良反应比西药更多，有的不良反应还非常严重，鱼腥草注射剂事件以及其他几种中成药事件，就是严重不良反应的缘故。

中药产生毒副作用的原因

●药物本身具有毒性

如朱砂，是治疗心神不安、失眠、口舌生疮的主要药物，具有良好的临床疗效。但朱砂是汞的化合物，主要成分是硫化汞，进入人体内的汞，主要分布在肝脏、肾脏，可引起肝肾损害，并且可以通过血脑屏障，直接损害脑组织。过量服用或不正确服用朱砂，导致中毒，表现为恶心、呕吐、口中有金属味、口腔黏膜充血、齿龈肿胀、溢血、腹泻、肾脏损害、肌肉震颤以及心、肾、肝、小脑等脏器损伤，严重时会导致全身极度衰竭而死亡。

马钱子毒性较大，主要用于风湿麻痹、麻木瘫痪、跌打损伤、痈疽肿痛、小儿麻痹后遗症、类风湿性关节痛等。如果炮制不当或者过量服用，可引起中毒反应，表现为头痛、头晕、烦躁、呼吸增强、肌肉抽筋感、吞咽下困难、呼吸加重、瞳孔缩小、胸部胀闷、呼吸不畅、全身发紧，甚至导致惊厥、昏迷、窒息而死。

●过量服用药物

部分中药在一定的剂量内对人体无毒，但超过安全剂量也会产生毒副作用，对身体造成损害。如果盲目服用中药，不仅不能治疗疾病，甚至可能加重症状或导致新的疾病出现等现象。

如人参，能大补元气，药物本身不具有毒性作用，有些人便购买大量人参服用，结果不仅没达到强身健体的"奇效"，反而出现了发热、咽痛、吞咽困难、鼻出血等严重的不良反应。

● 药物不对症

部分药物的不良反应是由于不对症引起的，也就是服用了错误的药物，这样不仅起不到治疗作用，反而加重了病情，甚至出现新的症状。这些新的症状是药物的误用导致的。因此，患病不能盲目吃药，

几种药物配伍后产生毒副作用

中医关于药物联合使用时的注意事项较多，如从古至今一直沿用的"十八反""十九畏"歌谣中，明确指出了多种中药不可同时使用，如人参、藜芦不可同用；甘草与甘遂、海藻不可同用；等等。这类药物配伍使用能产生毒副作用，临床上须慎用或禁用。

中药毒副作用的防治方法

● 合理用药

部分药物毒副作用的产生是由于超量、过久服用等用法不当而出现的中毒现象，合理用药，可以避免这类中毒现象的发生。合理用药包括：服用安全剂量的药物、依据病症用药、在医生指导下用药或依据药物说明书用药，切忌长期使用、过量使用、滥用药物。

● 使用合格药物

炮制不当的中药、制剂不当的中药、伪劣中药都可能引发毒副作用，因此，购买和服用质量合格的药物是治疗疾病的保证。

中医中药已有几千年的历史，是防病治病的主要武器，对保障人民的健康起着不可忽视的作用，绝不能因为某些中药的副作用而对中药全盘否定。实际上只要使用得当，一些副作用是完全可以避免的。因此，人们应正确认识和重视中药的毒副作用，以便更好地发挥中药的治疗及保健作用。

小贴士

"十八反"与"十九畏"

十八反：甘草反甘遂、大戟、芫花、海藻；乌头（附子）反半夏、栝楼、贝母、白芨、白蔹；藜芦反人参、沙参、丹参、玄参、苦参、细辛、芍药（赤芍、白芍）。十九畏：硫黄畏朴硝；砒霜畏水银；官桂畏石脂；牙硝畏三棱；巴豆畏牵牛；丁香畏郁金；狼毒畏密陀；人参畏五灵；川乌、草乌畏犀角。

注："反"与"畏"均表示不可同用。

中药的炮制

中药炮制方法众多，与药效一般有着密切的关系。实践证明，通过炮制能消除或降低药物的毒性或副作用，改变药性或提高疗效，便于粉碎加工及贮藏等。

什么是中药炮制

中药炮制是根据医疗、配方、制剂的不同要求，结合药材的自身特点，进行一定的加工处理，使之充分发挥疗效或避免及减轻不良反应。

修制

●**纯净处理**——如捡去合欢花中的枝、叶，刷除枇杷叶、石韦叶背面的绒毛，刮去厚朴、肉桂的粗皮等。

●**粉碎处理**——如牡蛎、龙骨捣碎便于煎煮；川贝母捣粉便于吞服；水牛角、羚羊角削成薄片或锉成粉末等。

●**切制处理**——如天麻、槟榔宜切薄片；泽泻、白术宜切厚片；黄芪、鸡血藤宜切斜片；桑白皮、枇杷叶宜切丝；白茅根、麻黄宜铡成段；茯苓、葛根宜切成块等。

水制

●**洗**——将药材放入清水中，快速洗涤，除去上浮杂物及下沉脏物，及时捞出晒干，备用。

●**淋**——将不宜浸泡的药材，用少量清水浇洒喷淋，使其清洁和软化。

●**泡**——将质地坚硬的药材，在保证其药效的前提下，放入水中浸泡一段时间，使其变软。

●**润**——根据药材质地的软硬、加工时的气温及工具，用淋润、洗润、泡润、晾润、浸润、盖润、伏润、露润等多种方法，使清水或其他液体辅料徐徐入内，在不损失或少损失药效的前提下，使药材软化，便于切制饮片。

●**漂**——将药物置宽水或长流水中浸渍一段时间，并反复换水，以去掉腥味、盐分及毒性成分的方法。

●**水飞**——是借药物在水中的沉降性质分取药材极细粉末的方法。常用于矿物类、贝甲类药物的制粉。如飞朱砂、飞炉甘石、飞雄黄。

火制

●**炒**——如土炒白术、麸炒枳壳、米炒斑蝥等，可减少药物的刺激性，增强疗效；砂炒穿山甲、蛤粉炒阿胶等，药物受热均匀变得酥脆，易于煎出有效成分或便于服用。

●炙——如蜜炙黄芪、蜜炙甘草、酒炙川芎、醋炙香附、盐水炙杜仲等，可改变药性，增强疗效或减少副作用。

●煅——如煅牡蛎、煅石膏等，使药材质地松脆，易于粉碎，充分发挥疗效。

●煨——将药材包裹于湿面粉、湿纸中，放入热火灰中加热，或用草纸与饮片隔层分放加热的方法，称为煨法。

●烘焙——将药材用微火加热，使之干燥的方法叫烘焙。

水火共制

●煮——用清水或液体辅料与药物共同加热的方法。

●蒸——利用水蒸气或隔水加热药物的方法。

●掸——将药物快速放入沸水中短暂烫过，立即取出的方法。常用于种子类药物的去皮和肉质多汁药物的干燥处理。

●淬——将药物煅烧红后，迅速投入冷水或液体辅料中，使其酥脆。

其他制法

●制霜——种子类药材压榨去油或矿物药材重结晶后的制品，称为霜。其相应的炮制方法称为制霜。前者如巴豆霜，后者如西瓜霜。

●发酵——将药材与辅料拌和，置一定的湿度和温度下，利用霉菌使其发泡、生霉，并改变原药的药性，以生产新药的方法，称为发酵法。如神曲、淡豆豉。

●发芽——将具有发芽能力的种子药材用水浸泡后，经常保持一定的湿度和温度，使其萌发幼芽，称为发芽。如谷芽、麦芽、大豆黄卷等。

小贴士

什么是中药药方中的"君臣佐使"？

医生开的药方一般都是几种或者十几种药物，这些药物都有各自的功效、剂量。这些药物在药方中所起的作用也是不一样的。在中医理论中，这些起不同作用的药物可以分成君药、臣药、佐药、使药。

		作用	意义
君药		如同君主，起决定作用，是必不可少的	针对主要病症起主要治疗作用；药力居药方中之首；一般剂量较大，但不一定是全方最大剂量
臣药		如大臣，起辅佐君主的作用	辅助君药治疗主要病症 治疗主要病症外的其他病症
佐药	佐助君药、臣药		协助治疗主要病症或直接治疗次要病症减轻或者消除君药、臣药的毒副作用
	反佐		与君药药性相反，但在治疗中起到相成作用
使药	引经		引方中的其他药物到达病位
	调和		调和方中的其他药物

例如麻黄汤，是治疗风寒感冒的常用药方，药物组成：麻黄（君药）、桂枝（臣药）、杏仁（佐药）、甘草（使药）。全方能够发汗解表，宣肺平喘。主治外感风寒、恶寒发热、头痛、身体疼痛、无汗而喘。

中药的煎煮方法

人们往往找了好的医生开了中药，却不知道怎么煎煮。有些人甚至因为煎煮方法不恰当，反而由"治病"成了"致病"，所以，掌握中药煎煮方法是非常必要的。

中药煎煮首选砂锅

煎药器具以砂锅为好，因为砂锅的材质稳定不会与药物成分发生化学反应，其传热均匀缓和，这也是砂锅自古沿用至今的原因之一。此外，也可选用搪瓷锅、不锈钢锅和玻璃煎器。但是忌用铁锅、铜锅，主要是因为铁或铜的化学性质不稳定，易氧化，在煎煮药时会与中药所含的化学成分发生反应而影响疗效。

煎药如何用水

煎药用水必须无异味，洁净澄清，含矿物质及杂质少。一般可用纯净水或者自来水。用水量为将饮片适当加压后，液面淹没过饮片约 2 厘米为宜。质地坚硬、黏稠或需久煎的药物加水量可比一般药物略多，质地疏松、煎煮时间较短的药物，则液面淹没药物即可。

煎前浸泡

多数药物宜用冷水浸泡，一般药物可浸泡 30 分钟左右，以种子、果实为主的药可浸泡 1 小时。夏天气温高，浸泡时间不宜过长，以免腐败变质。中药煎前浸泡既有利于有效成分的充分溶出，又可缩短煎煮时间，避免因煎煮时间过长，导致部分有效成分耗损、破坏过多。

煎煮火候及时间

煎煮中药还应注意火候与煎煮时间适宜。煎一般药宜先大火后小火，即未沸前用大火，沸后用小火保持微沸状态，以免药汁溢出或过快熬干。火候和时间的控制，主要取决于不同药物的性质和质地，通常解表药及其他芳香性药物，一般用大火迅速煮沸，改用小火维持 10~15 分钟即可，以避免久煮而致香气挥散、药性损失；而滋补药则在煮沸后，用小火维持 30~40 分钟，使有效成分充分溶出。像贝壳及化石等多数矿物药则宜更长时间地煎煮。

煎煮次数

一般一剂药煎两次，补益药煎三次。因为煎药时药物有效成分首先会溶解在进入药材组织的水液中，然后再扩散到药材外部的水液中。到药材内外溶液的浓度达到平衡时，因渗透压平衡，有效成分就不再溶出了。这时，只有将药液滤出，重新加水煎煮，有效成分才能继续溶出。

入药方法

一般药物可以同时入煎，但是有些药物需做特殊处理，甚至同一药物因煎煮时间不同，其性能与临床应用也存在差异。所以，煎制汤剂还应讲究入药方法。

●**先煎**——贝壳、甲壳、化石以及多数矿物药，如牡蛎、磁石等，因其有效成分不易煎出，应先煎 30 分钟左右再加入其他药同煎。

还有一些中药毒性较大，如附子、生半夏、马钱子等，这些药物也应先煎，以减少其毒性，保证用药安全。

●后下——如薄荷、藏红花、大黄、番泻叶等，入药宜后下，等其他药煎煮完毕再将其纳入，煎沸 5~10 分钟即可。

●包煎——将某种药用纱布包起来，再和其他药一起煎。

车前子、葶苈子、青葙子等，煎药时特别黏腻，如不包煎，容易粘锅，药汁也不容易滤除；蒲黄、海金沙、灶心土等，煎时容易溢出或沉淀，需要包起来煎煮；旋覆花、枇杷叶等，如不包煎，煎煮后不易滤除，服后会刺激咽喉，引起咳嗽、呕吐等副作用。

●另煎——一些名贵中药，如人参、虫草、鹿茸等宜单煎或研细冲服，否则易造成浪费。

●烊化——鹿角胶、阿胶如与其他一般药共煎，需要另放入容器内隔水炖化，或用少量水煮化，再加入其他药物同服。

●冲服——不宜煎煮的药物（如芒硝）、液态药物（如竹沥、姜汁等）应用开水冲服或与其他药液混合即可。

小贴士

药膳炖煮一点通

如果是用电饭锅炖煮，可将所有材料一同放入锅中炖煮 30~50 分钟，时间的长短一般根据食材和药材而定；如果用煤气炖煮，可先将药材和肉类材料以大火煮开，再以小火熬煮 20~30 分钟。

选用砂锅煎煮中药

煎中药最好是选用砂锅、瓦罐来煎，这是因为砂锅等锅具，传热比较慢，用小火久煎，水分也不易散失。

另外，许多中药里都含有鞣酸，当它遇到金属类的锅器，就会引发化学作用，变成不溶于水的沉淀物，这样人体就无法吸收了。

　　有些中药还含有许多"生物碱"，它们都需要与鞣酸化合才能溶于水，如果用金属锅煎药，耗损鞣酸，使生物碱无法溶解，就会影响药物疗效。

择时服中药

　　一般不同的药物，因其本身特点要求在某一特定时间服食，才能发挥最佳作用。如果服药时间选择不当，就算药物对症，也会减效。

选对时间服中药

　　中药的疗效除与药物的质量、是否对症、煎煮方法是否得当有关外，还与服药时间的选择有关。不同中药治疗的疾病不同，服用时间也不同。

　　古代医学家十分注意掌握中药的服用时间，认为在不同时间里服药，药物疗效差异很大。因此，了解选择服药时间方面的知识，有助于我们根据病情，合理选择服药时间，以发挥药物的最佳效能。

　　服用中药的时间取决于病情和药物的性质。汤剂一般每日 1 剂，煎 2 次分服，两次间隔时间为 4~6 小时。临床服用时可根据病情增减。至于饭前还是饭后服药，要依据不同的疾病和药物而定。一般来说，如果病位在胸膈以上者，如眩晕、头痛、目疾、咽痛等宜饭后服用；如果病位在胸腹以下者，如胃、肝、肾等脏腑疾病，宜饭前服用。没有明确规定的，大多数药物在饭后服用，特殊药物应注意特殊的服药时间。

　　多数中药应该乘温服下，发汗药须趁热服以助药力，而清热药物最好放凉后服用。

饭前服用的中药

●化痰止咳平喘药
在饭前服用，祛痰镇咳作用更容易发挥，疗效显著。

常见中药：半夏、天南星、贝母、桑白皮、胖大海、杏仁、桔梗等。

常见中成药：川贝枇杷膏、急支糖浆、鲜竹沥口服液、蛇胆川贝散等。

●驱虫药
在饭前服用，胃中空虚，药物更容易作用到虫体。

常见中药：使君子、南瓜子等。

常见中成药：化虫丸、乌梅丸等。

●泻下药
在饭前服用，避免与食物混合导致药物疗效降低。

常见中药：大黄、芒硝等。

常见中成药：大承气汤、麻子仁丸等。

饭后服用的中药

●解表药
在饭后服用，中医认为："午前在阳当发汗，午后为阴不宜汗。"

常见中药：麻黄、桂枝、荆芥、防风、生姜、薄荷、桑叶、菊花。

常见中成药：羚翘解毒丸、荆防冲剂、双黄连口服液、桑菊感冒片、银柴颗粒、板蓝根冲剂等。

●健胃药
在饭后服用，有利于药物充分接触食物，达到健脾和胃、消食化积的作用。

常见中成药：香砂养胃丸、健脾丸、保和丸、健胃消食片、补脾益肠丸等。

● **辛辣刺激的药物**

在饭后服用，有利于减少对胃黏膜的刺激。

常见中药：川椒、干姜、旋覆花、乳香等。

● **清热泻火药**

在饭后服用，这些药物药性偏寒凉，对胃有一定的刺激，可造成腹胀、不思饮食、腹泻等不良反应，饭后服用可减少这些不良反应的发生。

常见中药：石膏、知母、栀子、黄连、黄柏、黄芩、龙胆草等。

常见中成药：牛黄解毒片、三黄片、黄连上清片、清热解毒口服液。

● **补益药**

在饭后服用，补益药滋腻碍胃，影响胃肠功能，降低食欲，饭后服用可减少对胃肠的副作用。

常见中药：人参、黄芪等。

常见中成药：六味地黄丸、补中益气丸、生脉散、左归丸、西洋参口服液、人参系列中成药。

睡前服用的药物

● **安神药**

在睡前 30~60 分钟服用，有利于迅速入睡。

常见中成药：甜梦口服液、归脾丸、枣仁胶囊、天王补心丹等。

● **润肠药**

在睡前服用有利于消除肠胃积滞，使排便更轻松。

常见中药：麻仁、郁李仁、蜂蜜、核桃仁、柏子仁等。

常见中成药：麻仁润肠丸、济川煎等。

不定时服用的药物

治疗急性病、呕吐、惊厥及石淋、咽喉病的药物或须煎汤代茶饮的药物，均可不定时服。

特殊药物

治疗疟疾的药物宜在疟疾发作前的 2 小时或者半天服用。

常见中药：常山、槟榔等。

常见中成药：截疟七宝饮。

服用中药需忌口

俗话说："吃药不忌口，坏了大夫手"。忌口是指服用药物时的饮食禁忌，是中医中药治病的一个特点，《黄帝内经》《本草纲目》等医籍中已有相关的记载。

服用中药为什么要忌口

人们平时食用的鱼、肉、蛋、蔬菜、瓜果、酱、醋、茶、酒等普通食物，它们本身也都具有各自的性能，对疾病的发生、发展和药物的治疗作用，都可产生一定影响。所以服用中药时，如果不忌口，就不能保证药物的疗效，甚至可能产生毒副作用，对身体造成损害。为了减少这些问题的发生，中医提出了"饮食禁忌"，也就是服用中药时应忌食哪些食物。

一般不能用茶水送服中药

茶叶内含有鞣酸，如果用茶水服药，鞣酸就会和药物中的蛋白质、生物碱或重金属等起化学作用而发生沉淀，影响药物疗效。如中药中的铁元素与荷垢鞣酸相结合，便生成异物"鞣酸铁"，使药物失去疗效并引起胃肠道不适。另外，茶叶能阻止人体对蛋白质等营养物质的吸收，因此在服用滋补药物时，更不能同时服用浓茶。茶叶中含有的咖啡碱、茶碱、可可碱等成分，具有强心、利尿、刺激胃酸分泌及兴奋高级神经中枢等作用，所以吃安神类药物的前后都不宜喝茶，更不能用茶水送服。

一般忌生、冷、油腻

服中药煎剂及丸药时，应忌生、冷、油腻。因为生、冷类食物刺激胃肠，影响胃肠对药物的吸收，油腻食物不易消化和吸收，降低疗效，所以，这类食物在生病期间最好不要食用。

六类"发物"要慎吃

老人常常说生病了不要吃"发物"。"发物"是指患了某种疾病的人，在治疗期间不宜食用的食物，亦即能诱发疾患的食物。

中医按其性能将"发物"分为六类：一为发热之物，如韭菜、姜、花椒、羊肉、狗肉等；二为发风之物，如虾、蟹、椿芽等；三为发湿之物，如麦芽糖、糯米、醪糟等；四为发冷之物，如梨、柿及各种生冷之品；五为动血之物，如辣椒、胡椒等；六为滞气之物，如土豆、莲子及各类豆制品。对发物是否需要忌口的问题，还得按中医的"辨证论忌"。如果是阳虚体质：形体虚寒、大便溏薄、胃痛喜温、四肢发冷，则西瓜、雪梨、香蕉等凉性食物为忌口食物；如果是热性体质：面目红赤、发热口渴、失眠心烦、痔疮下血，则生姜、胡椒、白酒、大蒜等热性食物为忌口食物；患有荨麻疹、各种皮炎、湿疹、酒糟鼻、痤疮的人，一切具有刺激性的食物都可能成为"发物"，应当忌口。有哮喘病的人，在哮喘发作期间，蛋、牛奶、鱼虾等高蛋白食物是加重病情的"发物"。

不同疾病，忌口不同

患有消化道疾病，如肝炎、慢性胃肠炎患者服用健脾、温胃和胃药时，禁吃大蒜，因大蒜中含有蒜素能刺激胃肠黏膜，使黏膜充血，所服的中药就不能有效地发挥其治疗作用。

患水肿病者，忌吃食盐。

患有因气滞而引起的胸闷、腹胀时，不宜食用豆类和红薯，因为这些食物容易引起胀气。

伤风感冒或小儿出疹未透时，不宜食用生冷、酸涩、油腻的食物。

过敏性皮炎、哮喘病人，应少吃鸡、羊、猪头肉、鱼、虾、蟹等。

不用牛奶或果汁送服中成药

服用中成药时，不宜用牛奶或果汁送服。因为牛奶中的蛋白质、钙等成分，容易和药材中的成分起化学反应，破坏药效，所以不宜同时服用。正确的服药方法应该是以温水吞服。

小贴士

不同药物忌口不同

有些药物本身有明确的忌口食物，常见情况如下表：

服用药物	忌口食物
人参	萝卜
常山	葱
鳖甲	苋菜

地黄	葱、蒜和萝卜
何首乌	葱、蒜和萝卜
荆芥	乌梅
天冬	鱼、虾、蟹
白术	大蒜、桃、李
茯苓	醋
薄荷	鳖肉
甘草	猪肉
黄连	猪肉

不宜煎煮的中药

一般的中药都是先煎后服，也就是煎好后服用，但也有一部分中药不宜煎煮，所以不能将所有的中药都一概而论为"先煎后服"。

哪些中药不宜煎服

不宜煎服的中药大致分为六类：贵重类药物、芳香类药物、驱虫类药物、消食类药物、胶类或糖类药物、特殊药物。

贵重类药物

如人参、三七、鹿茸、紫河车、蛤蚧、冬虫夏草等，内含皂苷、蛋白质、脂肪、激素等有效成分。由于皂苷化学结构比较复杂、蛋白质不稳定等因素，此类药物煎煮容易发生复杂的化学变化，影响药物疗效。另外，这类药物比较贵重，为保存其有效成分，又不浪费药物，所以不宜煎服。

芳香类药物

如麝香、冰片、樟脑、苏合香、安息香等，均含有在常温下极易挥发的有效成分。一旦被煎煮，药效几乎全失，故不宜作煎剂。这类药物有开窍醒神的作用，多用于治疗神志昏迷，一般入丸剂，也可外用。

驱虫类药物

如雷丸、鹤草芽。

雷丸用于绦虫病、钩虫病、蛔虫病，主要治疗绦虫病。雷丸驱虫的主要成分是雷丸素，加热到 60℃ 左右时，便失去活性，因而雷丸不能煎煮，应冷开水调服，或者入散剂。鹤草芽是治疗绦虫病的主要药物，但鹤草芽的有效成分几乎不溶于水，因此，药用鹤草芽驱虫时应研粉吞服，煎煮不能发挥药效。

消食类药物

如谷芽、麦芽、鸡内金等，可治疗饮食积滞、消化不良。这类药物的主要有效成分是其中所含的活性物质，煎煮则使活性物质被破坏，起不到消食的作用。

胶糖类药物

如阿胶、龟板胶、饴糖等，由于这类药物大多是高分子物质，若与其他药物共煎，既易粘锅烧焦，又易糊，所以胶、糖类药物应该先溶入药汤，然后服用。

特殊药物

如丹砂，是清心火的常用药物。但是如果服用方法不正确，可造成汞中毒。因此，服用朱砂时，应用煎制好的药液或温开水冲服，禁止与其他药物一起煎煮。另外，朱砂也可以外用。

剂量大不等于药效好

中药剂量的大小，应根据地区、季节、体质、年龄等因素综合考虑，中药剂量越大药效越好的看法是不正确的。

药量大小因情况而定

中药苦寒，夏季剂量可大些；冬天用剂量宜小些。新鲜中药含水分较多，药量可稍大一些；干燥中药水分已尽，用量应适当酌减。体质强的人在用量上可稍大一些，体质弱者则相反。老年人和小儿用量要小一些。药性猛或有毒性的中药，必须降低用量并按医嘱服用。药性平和的，剂量可适当偏大些。

药量不同，疗效不同

药量大小不同，其治疗作用也不尽相同。例如甘草，起调和作用时，剂量应保持在 1~2 克之间，多一分、少一分都不能达到调和目的。若用甘草益气养心、温胃和中，应取 5~10 克的量，超出这个范围，药效就会发生变化。有些药材还可能因剂量不同而出现相反的效果，如川芎，剂量较小时可起到收缩子宫、兴奋心脏的作用，而大剂量使用时，心脏会因麻痹而收缩停止，导致心脏抑制、血管扩张、血压下降。

有些中药的用量可适当大一些，如鱼腥草、车前草，用量可控制在 30~100 克之间。具有某些特殊功效的中药，也可适当加大剂量，特别是多种药材共同使用时，即使是鲜药，也应酌情减量，必要时，还需征求中医意见。

药量过大易出现毒副作用

中药用量过大，会出现中毒现象，如苦寒药黄连、龙胆草少用可清胃火、增进食欲，反之会出现不良后果。而具有温里作用的肉桂、附子，小剂量服用可健脾胃、温肾阳，反之会出现里热壅盛、火热上攻，伤害身体器官。还有些中药小剂量服用能治病强身，大量服用则会导致严重后果。

有些中药虽然无毒性或毒性很小，如果大量服用也会引起中毒现象，要记住"是药三分毒"。至于那些毒性很强的中药，更不可大量使用。

第二章　清热解毒类中草药

　　清热解毒药是以解热毒、火毒、疫毒等为主要作用的一类药物，包括金银花、连翘、蒲公英、野菊花、板蓝根、穿心莲、白花蛇舌草、鱼腥草、熊胆、绿豆等，可以用于治疗咽喉肿痛、鼻疔、痄腮、热毒下痢、痈肿疔疮、丹毒、虫蛇咬伤、水火烫伤等。现代研究分析，清热解毒药均有不同程度的抗病原微生物的作用，并且可抗多种菌类，不易产生耐药性，部分药物还具有抗炎、解热、抗病毒等作用。在临床上应用此类药物时，如果患者火热炽盛，应与清热泻火药配伍同用；如果兼有湿邪，应与利湿、燥湿或化湿药配伍；如兼有气血亏虚，应配予补气养血类药物等。另需注意，清热解毒药多数性寒凉，易伤脾胃，故不可多服久服，病愈即止。

金银花

又名：忍冬花、银花、双花。
性味归经：味甘，性寒；归肺、胃、心经。

清热解毒之圣药

金银花初开时洁白如银，2~3 天后变为金黄色，新旧黄白映衬，故而得名，其能清热解毒兼透散表邪，又是治疗一切痈肿疔疮阳症的要药，因此古人也称金银花为"药铺小神仙"。《本草纲目》中有记载，金银花可以用于"一切风湿气及诸肿毒，痈疽疥癣、杨梅诸恶疮、散热解毒"。现代药理实验证明，金银花具有广谱抗菌的作用，并能够抗炎、解热、增加胃肠蠕动，降血脂、止血等。

金银花小档案

金银花又叫生银花、土银花、金钱花，常生长于丘陵、山谷及林边，也可人工栽培，主产于山东、河南、安徽等地。属忍冬科多年生半常绿缠绕性木质藤本植物，药用部位为干燥花蕾，一般在夏初花未开时采收，晾晒或阴干，生用；或用硫黄熏，再干燥。现代研究发现，金银花中主要含有绿原酸、鞣质、肌醇、芳樟醇、双花醇、棕榈酸、二氢香苇醇、十八碳二烯酸乙酯等成分。

功效主治

功效 清热解毒，疏散风热。
主治 ①用于温病初起，风热感冒，咽喉肿痛，肺炎等症。②用于痈肿疗疮属于阳症者。③用于热毒血痢者。

【真伪鉴别】

　　正品金银花为棒状，上粗下细，略弯曲，表面黄白色或绿白色，密被短柔毛，偶见页状苞片，花萼绿色，先端五裂，裂片有毛长约 1 毫米，开放花冠筒状，其先端呈两唇形，雄蕊 5 个，附于筒壁，黄色，雌蕊 1 个，子房无毛。

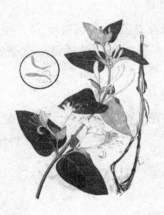

　　伪品之一华素馨花，呈高脚碟状，上粗下细，表面浅黄白色，花萼绿色，被柔毛，裂片条形与萼筒等长，花冠无毛，裂片 5 枚，短圆形或披针形。

　　伪品之二鸡骨香花，呈高脚碟状花，表面黄白色，花萼无毛，裂片线形，裂片 8~10 枚。

【注意事项】

　　脾胃虚寒或气虚疮疡脓清者忌用。

【药膳养生】

　　1. 养阴清热，解毒利咽

　　金银花麦门冬蛋：金银花 10 克，麦门冬 10 克，鲜蘑菇 100 克，猪肉丝 100 克，干香菇适量，鸡蛋 3 枚，油、盐、味精各适量，拌匀，隔水蒸

15 分钟。适用于慢性咽炎患者。

2. 清热解毒

金银花粥：金银花 30 克，水煎，过滤留汁，加入粳米，煮粥。适用于各种热毒疮疡，咽喉肿痛，风热感冒等症，并可预防中暑。

3. 消炎清喉

金银花蜂蜜汁：金银花 30 克，水煎，过滤留汁，加入蜂蜜。适用于急性支气管炎。

4. 祛风清热，清肝明目

金银花明目茶：金银花 9 克，车前叶 9 克，霜桑叶 9 克，白芷 9 克，水煎（轻煎），过滤留汁，再加入白糖适量，代茶饮。适用于外感风热引起的目赤肿痛，羞明多泪等。

5. 清热泻水，润肠通便

金银花大黄茶：金银花、大黄，按 3：1 的用量，泡茶饮用，可加入蜂蜜适量。

【古今验方】

1. 治疗口腔溃疡、咽喉炎

金银花 15 克，生甘草 3 克，水煎，含漱。

2. 清热利湿

金银花 30 克，蒲公英 100 克，温开水浸泡后捣烂，取汁，分为早晚 2 次服用。适用于湿热下注型老年性阴道炎。

3. 治疗腮腺炎

金银花 30 克，板蓝根 30 克，水煎服，每日 1 剂，连续 3~4 天。

4. 清热解毒，化痰利咽

金银花 30 克，山豆根 14 克（或板蓝根 30 克），硼砂 1 克，甘草 9 克，水煎，慢慢含服。适用于急性扁桃体炎，局部红肿疼痛，发热头痛等症。

连翘

又名：黄花条、连壳。
性味归经：味苦，性微寒，归肺、心、胆经。

疮家之圣药

连翘具有清热解毒、消痈散结、疏散风热的作用，善治各种痈肿疮毒，故被视为"疮家圣药"。《日华子本草》中记载："连翘，通小肠排脓，治疮疖、止痛、通月经。"《医学衷中参西录》记载："连翘，具升浮宣散之力，流通气血，治十二经血凝气聚，为疮家要药。能透肌解表，清热逐风，又为治风热要药。且陲能托毒外出，又为发表疹瘾要药……"现代药理实验显示，连翘也具有广谱抗菌作用，兼能抗炎，抗肝损伤，镇吐，利尿等。

【连翘小档案】

连翘呈长卵形至卵形，稍扁，长 1.5~2.5 厘米，直径 0.5~1.3 厘米。表面有不规则的纵皱纹及多数突起的小斑点，顶端锐尖，基部有小果梗或已脱落，主产于山西、河南、陕西、云南等地。属木犀科落叶灌木，药用部位为干燥果实，果实初熟，尚带绿色，未开裂时采收的称为青翘，入药较佳，采收后置于沸水中略煮或蒸熟；果实成熟开裂后采收的称为老翘；筛取种子称为连翘心。现代研究发现，连翘中含有连翘酚、连翘苷、芸香苷、三萜皂苷、熊果酸、芦丁等成分。

【功效主治】

功效　清热解毒，消痈散结，疏散风热。

主治　①用于外感风热、瘟病初起等。②用于热毒蕴结引起的疮毒痈肿、瘰疬结核等。

【真伪鉴别】

正品连翘小档案中已经说明，购买时可以此为标准。但与连翘类似的药材有多种，容易混淆，购买时还需多加注意。

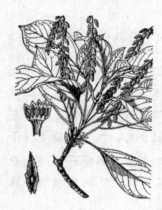

伪品之一秦连翘，呈纺锤形，外表黄棕色，有浅皱纹，多已开裂成二瓣，与果柄基部相连。

伪品之二金钟花，全株有毒，梗在节间通常有片状髓，叶稍宽而不分裂，果实稍短呈卵形，果皮稍薄，基部有皱折和疣状突起，分布于中部至顶部纵沟两侧，质脆，种子金黄色，具三棱，种皮皱缩，有不规则纹理，捻碎后有丝相连。

伪品之三卵形连翘，呈卵圆形，果皮具小突起和不规则细密纵皱纹，种子淡黄色，具三棱，捻碎后种皮易脱落，无丝相连。

伪品之四迎春，连翘和迎春同属于木犀科，但是却不同属。连翘属植物连翘，而迎春属茉莉。连翘的茎为木质色，而迎春嫩枝多为鲜绿色，连翘的黄色花冠分4瓣，内有橘红色条纹，迎春花冠为6瓣，外有绿色小苞。

【注意事项】

脾胃虚寒或气虚疮疡脓清者忌用。

【药膳养生】

1. 消炎止痛，润燥化痰

连翘银花剂：连翘9克，山栀子9克，金银花9克，水煎，过滤留汁，加入冰糖，分为早中晚 3 次，每次与川贝 3 克（研末）同服。用于上呼吸道感染、急性扁桃腺炎、急性咽喉炎、肺炎等。

2. 解毒消钟

双草连翘散：紫草、紫草茸、连翘等量研末，每次 5 克，每日两次，温水送服，儿童酌减，适用于麦粒肿患者。

【古今验方】

1. 治疗风疹

牛蒡子 9 克，连翘 9 克，荆芥 6 克，用纱布包，水煎，加入白糖适量，代茶饮，每日 1 剂。

2. 治疗小儿风疹、麻疹

连翘绿茶：连翘 6 克，牛蒡子 6 克，绿茶 1 克，研末，沸水冲泡，每日 1 剂，代茶饮。

3. 治疗慢性下肢溃烂

荆芥 20 克，防风 12 克，白芷 12 克，柴胡 6 克，薄荷 12 克，连翘 15 克，黄芩 15 克，黄连 15 克，黄柏 20 克，栀子 15 克，生地 15 克，川芎 12 克，枳壳 12 克，黄芪 25 克，甘草 3 克，当归 15 克，白芍 15 克，桔梗 15 克，水煎，待温，将患部置入药液中浸泡 30 分钟。泡后无菌敷料覆盖创面。若患部不便浸泡者，可用消毒敷料蘸洗及湿敷也可。

蒲公英

又名：黄花地丁。

性味归经：味甘，性寒；归肺、胃、心经。

天然抗生素

蒲公英具有清热解毒、利湿通淋等功效，是治疗乳痈之良药。现代实验还发现蒲公英对金色葡萄球菌、表皮葡萄球菌、溶血性链球菌、卡他球菌均有显著的抑制作用，故称其为"天然的抗生素"。《本草衍义补遗》中记载，蒲公英"化热毒，消恶肿结核，解食毒，散滞气"。《本草纲目拾遗》又记载，蒲公英"疗一切毒虫蛇伤"。另外，蒲公英也有健胃、催乳、强身健体、抗癌防癌等作用。

【蒲公英小档案】

蒲公英外表为不规则的中段，根与表面均为棕褐色，抽皱。东北、华北、华东、中南、西南和西北各省区均有分布。属菊科多年生草本植物，蒲公英及其多种同属植物的带根全草均可入药，夏秋二季采收，入食可鲜用，入药鲜用、晒干均可。现代研究发现，蒲公英中含有蒲公英甾醇、蒲公英素、蒲公英苦素、肌醇、天冬酰胺、苦味质、皂苷、树脂、菊糖、果胶等成分。

【功效主治】

功效 清热解毒，利湿通淋。

主治 ①用于痈肿疔毒等，可治疗乳痈初起，红肿疼痛。②用于湿热黄疸。③用于热淋小便涩痛。④用于肝火上炎引起的目赤肿痛。

【真伪鉴别】

1. 蒲公英呈皱缩卷曲的团块，根呈圆锥状，多弯曲，表面棕褐色，抽皱，根头部有棕褐色或黄白色的茸毛，有的已脱落，基生叶多皱缩破碎，完整叶片呈倒披针形，绿褐色或暗灰色，先端尖或钝，边缘浅裂或羽状分裂，基部渐狭，下延呈柄状，下表面主脉明显，花茎一至数条，每条顶生头状花序，总苞片多层，内面一层较长，花冠黄褐色或淡黄白色，有的可见多数具白色冠毛的长椭圆形瘦果。

2. 莱菔叶，多已切碎，皱缩卷曲，可见完整叶片展平后呈大头羽状分裂，顶端裂片最大，先端钝，两侧裂片4~6对，沿叶轴对生或互生，向基部逐渐缩小，边缘钝齿状或牙齿状，疏生粗毛，黄绿色或浅棕绿色，叶柄呈紫红色或淡绿色。

【注意事项】

蒲公英不可过量服用，否则会引起腹泻。

【药膳养生】

1. 清热解毒，利水消肿，益气

蒲公英莼菜鸡丝汤：鸡肉丝 100 克，加入鸡蛋清、盐、鸡精、料酒、水淀粉各适量，调匀，开水氽烫，肉变白时捞出，用水浸泡。鲜蒲公英 60 克、西湖莼菜 1 瓶同放汤内氽烫，同鸡肉丝一起煮汤。适用于病毒性肝炎患者。

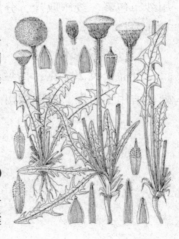

2. 清热解毒，养肝利胆

蒲公英泥鳅汤：泥鳅肉 120 克，蒲公英 30 克，金银花 30 克，水适量，大火煮沸，小火煮至肉熟，调味。适用于急性胆道感染、胆囊炎属湿热者。

3. 滋阴清热，养肝明目

蒲公英蚌肉汤：蚌肉 250 克，蒲公英 100 克，枸杞 15 克，姜 2 片，水适量，共煮 30 分钟。适用于视物昏蒙、眼部干涩、畏光羞明等症。

4. 清热解毒

银花蒲公英粥：蒲公英 60 克，金银花 30 克，水煎过滤留汁入粳米，煮成粥。适用于泌尿系统感染患者。

【古今验方】

1. 治疗中耳炎

鲜蒲公英 10 株，捣糊取汁，将药汁滴入耳道，每日 3 次。儿童酌减。

2. 治疗儿童肋腺炎

水仙花 20 克，鲜蒲公英 50 克，捣烂，加入鸭蛋清适量，外敷患处。

3. 治疗痢疾、泄泻

鲜蒲公英 100 克，鲜败酱草 50 克，猪肠 250 克，水适量，大火煮沸，小火煮至肉熟，调味。

4. 治疗老年尿道炎

鲜车前草 500 克，鲜蒲公英 500 克，温水浸泡 10 分钟，切段，捣烂，用纱布包裹，绞压取汁，分早晚 2 次服用。适用于老年性阴道炎症属湿热下注者。

5. 治疗烧烫伤

鲜蒲公英 200 克，捣烂取汁，加入冰片 10 克，白糖适量，涂于烧伤处，适用于Ⅰ度、Ⅱ度烧伤。

板蓝根

又名：板蓝。

性味归经：味苦，性寒；归心、胃经。

解毒利咽散结

板蓝根具有清热解毒、凉血利咽等功效，目前在临床上多将板蓝根用于流行性腮腺炎、流行性感冒、流行性乙型脑炎、单纯疱疹、带状疱疹、玫瑰糠疹、扁平疣、病毒性肝炎等多种疾病的治疗。《分类草药性》中记载，板蓝根"解诸毒恶疮，散毒去火。捣汁，或服或涂"。《本草便读》记载，板蓝根"凉血、清热、解毒、辟疫、杀虫"。近年来又发现板蓝根具有抗血小板聚集、增强机体免疫功能以及抗内毒素等作用。

【板蓝根小档案】

板蓝根有北板蓝根和南板蓝根之分，其来源、产地、销售、采收季节、产品性状均不相同，主产于河北、浙江、安徽、江苏、陕西、甘肃等地。属十字花科草本植物，药用部位为干燥根，一般秋冬季采挖，洗净，晒干，生用。当前，以板蓝根为主要成分的药物早已被人们广泛利用。现代研究显示板蓝根中含有靛苷、靛蓝、靛玉红、树脂、β-谷甾醇、氨基酸、棕榈酸、多糖等成分。

【功效主治】

功效 清热解毒，凉血利咽。

主治 ①用于外感风热或瘟病初起，发热头痛，咽痛等。②用于热毒发斑、痄腮、喉痹、大头瘟疫、丹毒、火眼、痈肿等。③用于病毒性及细菌性感染疾病。

【真伪鉴别】

板蓝根的种子只有2年寿命，一旦超过了2年，就不能发芽了，即使有一小部分发芽，多不能久活。因此在购买时，应尽量买新种子。通常情况下，新种子外表颜色呈蓝黑色，光泽度好，发亮，并带有较浓的清香味，用手剥开外皮，内仁为青色；旧种子则不然，外表颜色灰黑，无光泽而发乌，清香味很淡，且伴有潮湿气味。

【注意事项】

1. 脾胃虚寒者忌用。
2. 板蓝根不宜当做食品、饮料摄入，否则会形成耐药性。

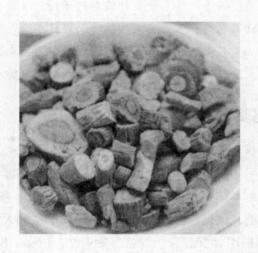

3. 服用板蓝根可能会出现过敏反应：全身皮肤发红、皮疹瘙痒、头昏眼花、胸闷气短、烦躁、抽搐、恶心呕吐、消化道出血等。

4. 板蓝根注射液会导致如下不良反应：

①过敏反应：全身皮肤发红、皮疹、瘙痒，颈项酸痛、四肢麻木无力、球结膜充血、大便失禁、口干舌苦、大汗淋漓、烦躁不安、呕吐、口唇明显发绀、面色苍白、精神极度萎靡、神志模糊、呼吸困难、血压下降而引起休克。

②损害肾脏：尿急、尿痛、头晕、恶心、呕吐、寒战、皮肤瘙痒和风团样皮疹。

③药物性皮炎：全身皮肤发热、发红、瘙痒、伴有心悸、头晕、四肢皮肤呈弥漫性片状鲜红色斑疹。

④固定性药疹：边缘清楚的圆形紫红色斑，局部灼痛。

【药膳养生】

1. 祛湿

板蓝根炖猪腱： 板蓝根 8 克，猪腱 60 克，红枣数枚，小火炖 3 个小时，调味，即可食用。

2. 清热凉血解毒

板蓝根银花糖浆： 板蓝根 100 克，银花 50 克，甘草 15 克，水煎，过滤取汁，加入适量冰糖，每次 10~20 克，每日数次。

【古今验方】

1. 防治感冒

板蓝根 18 克，研粗末，水煎，代茶饮；或加羌活 9 克，水煎服；也可用板蓝根冲剂，每次冲服 1 包，每日 2 次，连续 3 日。

2. 预防流行性腮腺炎

板蓝根、山慈菇各 30 克，连翘 24 克，甘草 18 克，青黛 3 克（冲服），水煎成 500 毫升，分成 10 份，装入小瓶。儿童酌减。

3. 防治红眼病

板蓝根或大青叶 30 克，生山栀 9 克，生甘草 6 克，水煎服，连服 5 日；或用板蓝根制成浓度为 10% 或 5% 的眼药水，每日滴眼 4 次。

4. 治疗单纯性疱疹性口炎

板蓝根 50 克，制成 60 毫升煎液，一次饮用 60 毫升，每日 3 次，儿童酌减。

鱼腥草

又名：蕺菜。

性味归经：味辛，性微寒；归肺经。

治肺痈之要药

鱼腥草是治疗肺痈之要药，其新鲜茎叶搓碎后有浓烈的鱼腥味，故而得名，但阴干后，水煎，色似红茶，气似肉桂。《滇南本草》记载，鱼腥草"治肺痈咳嗽带脓血、痰有腥臭、大肠热毒痔疮"。《医林纂要探源·药性》记载，鱼腥草可"行水、攻坚、去瘴、解暑。疗蛇虫毒，治脚气、溃痈疽、去淤血"。现代药理研究显示，鱼腥草还能够增强机体免疫力，提高血清白介素，增强白细胞吞噬力，抗癌，尤其对胃癌的治疗有奇效。

【鱼腥草小档案】

鱼腥草主产于四川、云南、贵州等地。药用部位为三白草科多年生草本植物蕺菜的全草，每年8月至次年3月为成熟期。一般夏秋二季采收，晒干，生用。其叶片具有明显的小腺点，叶柄基部与托叶合成鞘状。茎为扁柱形，暗棕色、棕黄色，节状环，具有纵皱纹。果穗顶生，蒴果上端有3个向内弯曲的柱头。研究发现，鱼腥草嫩叶中含有蛋白质、脂肪、碳水化合物等成分。

【功效主治】

功效 清热解毒，消痈排脓，利尿通淋。

主治 ①用于痰热壅肺引起的肺痈咳吐脓血等。②用于湿热淋证，小便淋涩疼痛。③用于肺炎、急慢性支气管炎、肠炎、尿路感染等。

【鉴别选购】

鱼腥草是妙药佳蔬，但入药与入菜有所不同。春季的鱼腥草，鲜嫩含有较多的水分，丰富的维生素C以及钙、铁、锌等，是极富营养价值的野生蔬菜，既可鲜食，又可加工成保健食品。夏季的鱼腥草，含有的油脂较高，粗纤维含量也较春季多，食用价值减少，但药用价值却有所提高，并可制成多种鱼腥草制剂，如鱼腥草注射液等。

【注意事项】

1. 鱼腥草含有挥发油，不可久煎。

2. 部分患者服用鱼腥草制剂后引起皮肤瘙痒、红斑、恶心、心悸、口唇紫绀、四肢厥冷大汗等过敏反应或过敏性休克。

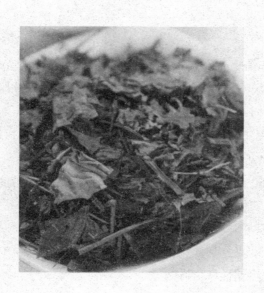

【药膳养生】

1. 清热解毒，滋补脾胃，利尿消肿

鱼腥草绿豆汤：绿豆 50 克，猪肚 200 克，水适量，炖熟，加入鱼腥草 30 克，姜、葱、盐各适量，稍煮片刻，即可起锅。适用于中毒性肝炎。

2. 润肺止咳，化痰散结

薯梨鱼腥草：鲜鱼腥草 250 克，水煎，过滤留汁，加雪梨 1 个、冰糖适量，炖至梨烂。适用于一切肺胃实热证。

3. 清肺热，排脓毒

鱼腥草慧米鸡蛋羹：薏苡仁 90 克，甜杏仁 30 克，大枣 5 枚，大火煮沸，再改用小火煮 1 小时，加入鲜鱼腥草 100 克，再煮 30 分钟，过滤留汁，冲入 4 枚鸡蛋的蛋清、蜜糖适量，拌匀。适用于湿热壅滞型肺脓疡、肺结核、肺气肿、支气管扩张、慢性支气管炎、前列腺炎和尿道感染等。

4. 清热解毒，润肠通便

鱼腥草蒸猪大肠：鲜鱼腥草 150 克，猪大肠 200 克，将鱼腥草塞入大肠内，用线系紧，加入盐适量，隔水蒸熟。适用于肠燥便秘，热结腹痛等。

【古今验方】

1. 治疗带状疱疹

鲜鱼腥草 250 克，水煎，分为早中晚 3 次服用，连续服用 2~3 剂。

2. 治疗胃、十二指肠溃疡

鱼腥草 50 克，水煎，过滤留汁，代茶饮，每日 2 次，连服 1 个月。

3. 治疗腮腺炎

鲜鱼腥草 250 克，切碎，捣烂取汁，外敷患处，无菌纱布覆盖，每日 2 次，连续 3~4 日。

4. 治疗鼻窦炎

鲜鱼腥草 250 克，切碎，捣烂取汁，滴鼻，每次 4~5 滴，每日 3 次。对慢性鼻窦炎或萎缩性鼻炎有效。

绿豆

性味归经：味甘，性寒；归心、胃经。

济世良谷 草中之结晶

绿豆具有清热解毒、消暑止泻的作用。《日华子本草》记载，绿豆"益气，除热毒风，厚肠胃；作枕明目，治头风头痛"。现代医学研究表明，绿豆中含有丰富的蛋白质，内服可保护胃肠黏膜；绿豆中含有的绿豆蛋白、鞣质和黄酮类化合物可与有机磷农药、汞、砷、铅化合物结合，使之减少或失去毒性；绿豆中含有的植物甾醇可减少胆固醇的吸收，阻止胆固醇的合成，降低血清胆固醇含量。

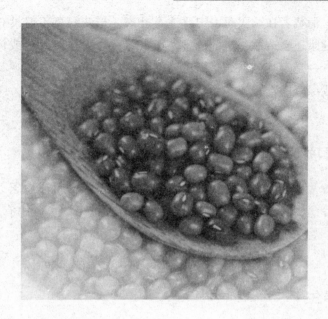

【绿豆小档案】

绿豆是我国传统的豆类食物，其中含有大量的营养元素，不但具备良好的食用价值，药用价值也很高，因此被称为"济世之良谷"。绿豆在全国大部分地区均有栽培，药用部位为豆科一年生草本植物绿豆的种子，一般秋后种子成熟时采收，晒干，打碎入药或研粉。现代研究发现绿豆中含有蛋白质、鞣质、脂肪、糖类、胡萝卜素、维生素 B_1、维生素 B_2、磷脂及矿物质等。

【功效主治】

功效 清热解毒，消暑止泻。

主治 ①用于痈肿疮毒等。②用于暑热烦渴。③用于药食中毒（如酒精、巴豆、附子、乌头、砒霜等中毒）。

【真伪鉴别】

现在，市场上经常出现将霉变绿豆"乔装打扮"后，冒充上等绿豆出售的情况，消费者在购买时一定要注意分辨，霉变绿豆不但没有任何食用意义，对健康还会造成一定的危害。正常绿豆表面呈清绿色或黄绿色。购买绿豆时，一是观其色，如是褐色，说明已经变质了；二是观其形，如表面白点多或绿豆中空壳较多，说明该品已经遭到虫子的侵蚀，同样没有食用价值。

【注意事项】

1. "绿豆解药"的说法并不完全正确。患有肢酸且冰冷乏力、全身怕冷、腰膝冷痛、脾胃虚寒泄泻等寒凉性疾病时忌用绿豆。患有外感风热、痈肿丹毒、暑热烦渴等热性病时，中药可与绿豆同服。

2. 老人、儿童及体质虚弱者服用绿豆，易引起消化不良、腹泻。

【药膳养生】

1. 益气和胃，清热利湿

绿豆粥：绿豆 50 克，水煮开花，再加入粳米煮粥，粥熟后，加入冰糖适量，稍煮。适用于暑热烦渴、消化不良、气虚乏力、胸闷气逆、心悸失眠、小便不利等症，为夏日解暑常用粥。

2. 清热利湿，健脾开胃

绿豆海带薏米汤：绿豆 100 克，薏米 50 克，水煮开花，再加入海带丝 50 克、冰糖适量，稍煮数分钟。适用于暑热烦闷、食欲不振、水湿肿满、小便不利、甲状腺肿大等症。

3. 清热解毒，利湿消肿

三豆汤：绿豆 100 克，赤小豆 60 克，白扁豆 60 克，同煮至熟烂，再加入红糖适量。适用于暑湿泄泻、疮疡疖肿患者。

4. 清热泻火，解毒明目

绿豆明目汤：绿豆 50 克，决明子 9 克，煮至绿豆熟烂，加入红糖适量。适用于肝火上炎、目赤肿痛、羞明多泪、心胸烦热、消渴水肿、小便不利等症。

【古今验方】

1. 清热止痛

绿豆 50 克（研末），滑石粉 30 克，装瓶备用，涂于患处。对痱子有较好的治疗作用。

2. 治疗湿疹

绿豆粉（炒黑）50 克，加蜂蜜 12 克，薄荷 3 克，捣烂，醋调，外敷患处，用消毒纱布覆盖，如患处分泌物多，应用生理盐水清洗干净后再敷药。

3. 治疗烧烫伤

绿豆粉（炒黑）120 克，黄柏 30 克（研末），蜂蜜适量，用火烧至膏状，加入甘油 5 毫升，调匀，外敷患处，每日数次。

白花蛇舌草

又名：蛇舌草。

性味归经：味微苦、甘，性寒；归胃、大肠、小肠经。

癌症克星

传说古时有一条白花蛇，蛇舌伸吐处化作小草，即为白花蛇舌草，该草具有清热解毒、消痛抗癌、利湿通淋的功效。《泉州本草》记载，蛇舌草"清热散淤，消痛解毒。治痛疽疮疡，瘰疬，又能清肺火，泻肺热，治肺热喘促，嗽逆胸闷"。近年来发现白花蛇舌草对浅表性胃炎、急性病毒性肝炎、良性甲状腺结节、痤疮，顽固性外阴湿疹等均有良好的疗效。并且还可用于缓解各种癌症，尤其是消化道癌症和恶性淋巴系统肿瘤等。

【白花蛇舌草小档案】

白花蛇舌草为一年生披散、纤弱、无毛小草本，生于潮湿的田边、沟边、路旁及草地，或人工栽培。主产于长江以南各省。药用部位为干燥的全草。春夏秋季均开花，从叶腋单生或成对生长；叶片呈十字形对生，条形至条状披针形；茎圆柱形，绿色或稍染紫色，多分支，有时呈葡萄状。一般夏、秋二季采收，晒干，切段，生用。现代研究发现，蛇舌草中含有豆甾醇、乌索酸、齐墩果酸、三十一烷、类固醇、黄酮苷、白花蛇舌草素等成分。

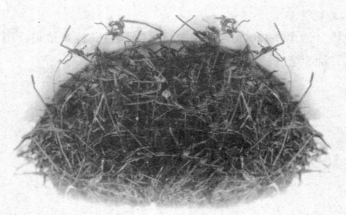

【功效主治】

功效 清热解毒，消痈抗癌，利湿通淋。

主治 ①用于痈肿疮毒，咽喉肿痛等。②用于热淋小便不利、涩痛等。③适用于各种癌症。④外用治疗毒蛇咬伤等。

【真伪鉴别】

正品白花蛇舌草，扭曲成团状，灰绿色或灰棕色，一条主根，须根纤细，茎细而卷曲，多分枝，扁圆柱形，质脆易折断，中央有白色髓部，叶对生，条形，多破碎脱落，蒴果黄褐色扁球形，腋生，内含多数极细小种子。

伪品之一水线草，茎四棱形，多中空，稍硬，叶为条形或条状披针形，蒴果球形，2~5个腋生，具长梗。

伪品之二纤花耳草，根极少，茎基部圆柱形，上部四棱形，中空，叶革质，反卷，蒴果卵形，2~3枚簇生于腋，几无梗，味淡有烧舌感。

伪品之三漆姑草，全体干燥皱缩，绿色或灰绿色，一条主根，须根纤细，茎多数簇生，纤细而扭曲，具纵棱，多从基部开始分枝，有明显的节和节间，质脆易折断，叶对生，线形，基部抱茎，无柄，无托叶，果顶生，有细长的梗。

【注意事项】

阴疽及脾胃虚寒者忌用。

【药膳养生】

1. 疏肝解郁

佛手甲鱼汤：佛手9克，白花蛇舌草30克，半边莲18克，大枣10枚，水煎，过滤留汁，与甲鱼1只一起炖熟，食肉喝汤。适用于乳腺癌肝郁气滞者。

2. 健脾胃，抗癌

肉片蛇舌草汤：猪肉片50克，白花蛇舌草60克，藤梨根60克，水煎。适用于胃癌、食道癌、贲门癌和肝癌等患者。

【古今验方】

1. 治疗痤疮

白花蛇舌草30克，栀子10克，黄芩15克，生地黄30克，枇杷叶15克，桑白皮15克，当归15克，赤芍15克，白芷10克，菊花15克，知母15克，黄柏10克，牡蛎20克，水煎服。患者小于16岁者，用量减半。

2. 治疗直肠癌

白花蛇舌草、白茅根各100克，水煎服；或白花蛇舌草50克、龙葵30克、半枝莲30克、银花藤30克，水煎服。

3. 治疗肝癌

鲜白花蛇舌草 240 克，白茅根 200 克，水煎，过滤留汁，白糖送服，每次 100 克，每日 3 次。

4. 治疗蛇毒伤

白花蛇舌草 15 克，放入白酒中煮沸，去渣取汁，先吸出毒血后，2/3 口服（早晚分服），另外 1/3 外敷伤口，3~6 剂可治愈。

野菊花

又名：山菊花、苦薏。
性味归经：味苦、辛，性微寒；归肺、肝经。

治痈疔、咽痛之良药

野菊花具有疏风清热、解毒消肿等功效，为治疗痈疔、咽痛之良药。《本草汇言》记载，野菊花"破血疏肝，解疔散毒。主妇人腹内宿血，解天行火毒丹疔，洗疮疥，又能去风杀虫"。现代药理研究显示，野菊花具有广谱抗菌、抗病毒、降压、增加冠脉血流量、清除氧自由基等作用。可用于治疗冠心病、高血压等。

【野菊花小档案】

野菊花全国各地均有分布，多长于路边、丘陵、荒地、山坡等处。属菊科多年生草本植物，药用部位为头状花序，一般在晚秋初冬花初开时采收，经晒干或烘干后，入药。现代研究发现野菊花主要含有野菊花内酯、野菊花醇、野菊花酮、熊果酸、苦味素、木犀草素、多糖、维生素 A、维生素 B_1 等。

【功效主治】

功效 疏风清热，解毒消肿。

主治 ①用于风热感冒、咽喉肿痛、目赤肿痛、风火头痛、鼻炎、支气管炎等症。②用于痈疖疔毒、丹毒、湿疹、皮肤瘙痒、口疮等症。③用于治疗白喉、口疮、小儿高热、抽搐等症。

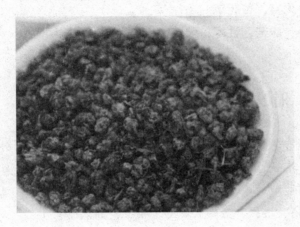

【注意事项】

野菊花泄人，不可久服，病愈即止。

【药膳养生】

1. 清扫解毒

豆腐菊花羹：野菊花9克，蒲公英15克，水煎，过滤留汁，加入豆腐及调味品，煮沸，用适量淀粉勾芡。适用于湿疹、皮肤瘙痒等症。

2. 疏散风热，清热解毒

豆腐双花汤：豆腐煲汤，加金银花、野菊花各30克，稍煮，加盐。适用于急性扁桃体炎患者。

3. 解热毒，祛痰浊

白蛇草野菊花茶：野菊花24克，白花蛇舌草15克，生甘草9克，水煎或沸水冲泡，代茶饮。

穿心莲

又名：一见喜、苦胆草。
性味归经：味苦，性寒；归肺、心、大肠、膀胱经。

肺热、肺火皆可用

穿心莲具有清热解毒、燥湿消肿的功效，善治肺热肺火引起的咽喉肿痛、咳喘、脓痰等。外用还可治疗湿疹、蛇虫咬伤等。《岭南采药录》记载，穿心莲"能解蛇毒，又能理内伤、咳嗽"。《泉州本草》记载，穿心莲"清热解毒，消炎退肿，治咽喉炎症、痢疾、高热"。

【穿心莲小档案】

穿心莲原产于热带地区，20世纪50年代在广东、福建引种栽培，现主产于华南、华东及西南等地。属于爵床科一年生草本植物。药用部位为穿心莲的地上部分。一般在秋初刚开花时采收，切断，晒干，生用，也可鲜用。目前，临床上多用穿心莲片剂、丸散剂或针剂。研究发现

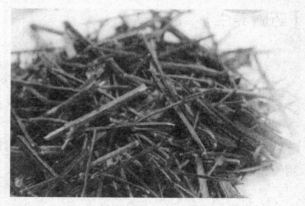

穿心莲中主要含有穿心莲内酯、去氧穿心莲内酯、穿心莲苷等成分。

【功效主治】

功效　清热解毒，燥湿消肿。

主治　①用于外感风热，瘟病初起，肺热咳嗽（包括上呼吸道感染、肺炎、支气管炎等），咽喉肿痛等。②用于湿热泻痢，湿疹瘙痒，热淋小便涩痛等。③用于痈肿疮毒，蛇虫咬伤等。

【注意事项】

1. 穿心莲不可多服久服，易伤人胃气。
2. 脾胃虚寒者不宜用。
3. 穿心莲煎剂服用易引起呕吐。
4. 穿心莲制剂可引起药疹、腹痛、视物不清、手足麻木等不良反应。

【古今验方】

1. 治疗慢性富颈炎

穿心莲 100 克，益母草 50 克，水煎成 50 毫升，加入防腐剂，每次用纱布蘸取 10 毫升，敷于脐部，每日 1 次。

2. 治疗儿童肺炎

穿心莲 15 克，十大功劳 15 克，橘皮 6 克，水煎服。适用于儿童肺炎。

第三章　清热凉血类中草药

清热凉血药是以清解营分、血分热邪为主要作用，治疗营分、血分等实热证的一类药物，包括赤芍、水牛角、玄参、生地黄、紫草、牡丹皮等。温热病热入营分，患者主要表现为身热夜甚、心烦失眠、舌色紫绛、神昏谵语或皮肤隐隐出现斑疹等；热入血分，患者则表现为吐血、便血、尿血等出血证，并伴有斑疹紫暗、躁扰不安等。热入营血后，必伤阴液，而清热凉血药中的生地黄和玄参既能清热凉血，又能养阴生津，因此，二药可以标本兼顾，适用于血分实热、热病伤阴、阴虚内热等多种病症。另需注意，生地黄、玄参等药也易助湿，湿热证者忌用；清热药也易伤正气，有实热证者宜用，但病愈即止，不可过服久服，以免克伐太过。如果兼有正虚者，可以适当配伍补虚药同用。

赤芍

又名：赤芍药、红芍药。

性味归经：味苦，性微寒；归肝经。

清肝火　走血分　除郁热

赤芍具有清热凉血、散淤止痛的功效，善走血分，清肝火，除血分郁热。《名医别录》记载，赤芍"通顺血脉，缓中，散恶血，逐贼血，去水气，利膀胱大小肠，消痈肿，时行寒热，中恶腹痛，腰痛"。近年来，赤芍的多种药理作用已经明确，如扩张冠状动脉、抗心肌缺血、抗血栓形成、抗惊厥、抗肿瘤等。其中赤芍对心脑血管疾病的治疗及智力障碍的改善功效，尤其引人注意。

【赤芍小档案】

赤芍呈圆柱形，稍弯曲，长5~40厘米，直径0.5~3厘米。表面棕褐色，皮糙，有纵沟及皱纹。全国各地均有分布，野生赤芍主产于内蒙古、东北、四川等地。属毛茛科多年生草本植物，毛果赤芍、卵叶芍药或芍药的根均可入药，一般春、秋二季采挖，除去根茎、须根及泥沙，晒干。现代研究发现，赤芍中主要含有芍药苷、芍药内酯苷、氧化芍药苷、牡丹酚、苯甲酸、挥发油、脂肪油、树脂、鞣质、蛋白质、糖、淀粉等。

【功效主治】

功效　清热凉血，散淤止痛。

主治　①用于温热病热入血分、身热发斑、吐血衄血等。②用于肝热引起的目赤肿痛、胁痛等。③用于血滞经闭、痛经、腹痛、跌打损伤等。④用于痈肿疮疡或内痈初起。

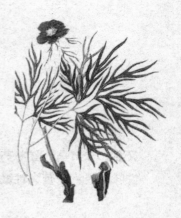

【真伪鉴别】

　　白芍、赤芍在《神农本草经》中并无区分，统称为芍药，至唐末宋初，二者分用才开始明晰。今天所用的芍药多以栽培为主，采挖芍药根后直接晒干作赤芍用；用沸水煮后除去外皮或去皮后再煮，晒干，作白芍用。赤芍与白芍功效不尽相同，赤芍具有清热凉血、散淤止痛的作用，血热血淤之症适用；白芍则具有养血调经、平肝止痛、敛阴止汗的作用，血虚阴亏、肝旺、肝失柔和等症适用，又兼有止汗的作用。

【注意事项】

　　1. 血虚无淤、血寒经闭、虚寒、阳虚或痈疽已溃者不宜用。

　　2. 不宜与藜芦同用。

【药膳养生】

　　1. 活血化瘀，通经

　　泽兰赤芍酒：泽兰叶 90 克，赤芍 30 克，当归 30 克，桃仁 30 克（去皮），甘草 30 克，共研末，用纱布包好，放入料酒 2000 克中浸泡，密封，14 天后饮用，每次 60 毫升，每日 2 次。适用于女子月经量少，渐渐不通。

　　2. 清热解毒，活血消肿

　　丹桃紫草粥：丹参 30 克，赤芍 15 克，紫草根 20 克，大黄 6 克，甘草 6 克，水煎，过滤留汁，再加入薏苡仁 60 克，白糖、清水各适量，共同煮粥，每日 1 剂，分为早晚 2 次食用，连续 15~20 日。适用于子宫肌瘤、盆腔炎及其他属于气滞血淤、湿热淤阻型病患者。

　　3. 清热除湿，化瘀止痛

　　赤芍柴胡粥：大米 60 克，银柴胡 10 克，马齿苋 25 克，赤芍 10 克，延胡索 10 克，大枣 10 枚，山楂条 10 克，白砂糖 10 克。银柴胡、马齿苋、赤芍、延胡索加水 1000 毫升，大火烧开，小火煮 30 分钟，去渣留汁，以药汁煮大米、大枣至粥熟，加山楂条、白糖调匀。

【古今验方】

1. 治疗良性甲状腺结节

白花蛇舌草 30 克，赤芍 15 克，桔梗 6 克，水煎，过滤留汁，加入红糖适量，稍煮。

2. 治疗急性乳腺炎

赤芍 30 克，生甘草 6 克，水煎服。兼有发热，加黄芩，另用白蔹根、盐适量，捣烂，外敷患处。

3. 治疗急性阑尾炎

大黄 15 克（后下），赤芍 20 克，蚤休、蒲公英、红藤各 15 克，甘草 6 克，随症加减，水煎服。

4. 治疗急性肝炎

赤芍 60 克，丹参 30 克，大黄 10 克，水煎服。

玄参

又名：黑参、无参。

性味归经：味苦、咸，性微寒；归肺、胃、肾经。

清热滋阴之妙用

玄参既能清热凉血，又可养阴润燥，《本草纲目》记载，玄参"滋阴降火，解斑毒，利咽喉，通小便血滞"。《本草正义》记载，玄参"疗胸膈心肺热邪，清膀胱肝肾热结。疗风热之咽痛，泄肝阳之目赤，止自汗盗汗，治吐血衄血"，且"玄参赋禀阴寒，能退邪热，而究非滋益之品"。现代分析表明：玄参还具有升高白细胞、增加冠状动脉血流量、增加心肌营养、抗心肌缺血、抗缺氧、降血压、降血糖、抗真菌、抗绿脓杆菌等作用。

【玄参小档案】

玄参常长于溪边、山坡林下及草丛中，今多有栽培。主产于长江流域及陕西、福建等省。属玄参科多年生草本植物，药用部位为根部，一般在立冬前后茎叶枯萎时采挖，除去根茎幼芽、须根及泥沙，晒或烘至半干，堆放3~6天，反复数次直至干燥，切片，生用。现代研究发现，玄参中主要含有玄参素、氨基酸、单萜苷类、微量挥发油、胡萝卜素、甾醇、挥发性生物碱、糖类、脂肪酸等成分。

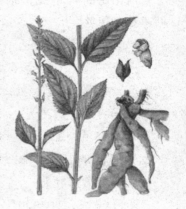

【功效主治】

功效　清热凉血滋阴，泻火解毒散结。

主治　①用于温热病热入营分伤阴引起的身热夜甚、心烦口渴、发斑神昏等。②用于目赤、咽痛、瘰疬等。③用于痈肿疮毒。

【真伪鉴别】

正品玄参为类圆形或椭圆形纵切薄片，中间略粗或上粗下细，有的微弯曲，长6~20厘米，直径1~3厘米。外表面灰黄色或灰褐色，有不规则的纵沟、横向皮孔及稀疏的横纹和须根痕。切面灰褐色，有放射状纹理，断面黑色呈角质状，微有光泽。质坚实，不易折断。气特异，似焦糖，味甘、微苦。

混淆品乌头为植物的根，纵切片上宽下窄，形态不一，外表面黑褐色，切面暗褐色，油润光泽，半透明，有重向维管束，质硬，不易折断，口尝有麻舌感。

【注意事项】

1. 脾胃虚寒、食欲不振、大便稀薄或脾胃有湿者忌用。

2. 《本草纲目》认为，玄参反藜芦、恶黄芪、干姜、大黄、山茱萸，因此，不可同用。

3. 血虚腹痛及虚寒者忌用。

【药膳养生】

1. *滋补肝肾，益髓健脑，明目*

玄参炖猪肝：玄参15克，猪肝500克，水煮1小时，切小片，与葱、姜适量，油少许，共同煸炒，再放入原汤适量，酱油、白糖、料酒、水淀粉各适量，收汁勾芡。适用于肝阴不足引起的双目干涩、昏花、夜盲、慢性肝病等，也适用于老年性痴呆患者。

2. *宁心安神，降火*

玄参莲枣饮：玄参90克，丹皮、炒枣仁各30克，柏子仁、莲子心各9克，水煎，过滤留汁，再加白糖少许，分为早中晚3次服用，每日1剂。适用于心火过旺引起的口腔溃疡、口干舌红、渴欲饮冷水、失眠等。

【古今验方】

1. *治疗老年虚性便秘*

全栝楼20克，玄参20克，熟地黄10克，山茱肉10克，山药20克，茯苓10克，丹皮15克，泽泻10克，当归10克，枳实10克，升麻10克，水煎服，每日1剂，1个月为1个疗程。适用于中老年虚性便秘。

2. *治疗复发性口疮*

玄参、海蛤壳、生牡蛎、生龙骨各30克，浙贝20克，杏仁、连翘、焦山栀、黄芩各10克，水煎服。用于治疗复发性口疮。

3. *治疗脉管炎*

金银花90克，玄参90克，当归60克，甘草30克，制乳香、制没药、黄柏（盐水炒）各 6 克，水煎服。适用于脱骨疽。

4. 预防鼻咽癌

玄参、麦冬、山豆根、茅根各 6 克，生地、银花、黄芪、沙参各 9 克，毛藤、藕片、白花蛇舌草各 30 克，共研细末，水煎，过滤留汁，代茶饮，每日 1 剂。适用于鼻咽癌症见气阴两虚者。

生地黄

又名：生地、干地黄。
性味归经：味甘、苦，性寒；归心、肝、肾经。

滋阴凉血之要经

地黄具有清热凉血，养阴生津的功效。古人云："治血病无药可胜地黄。"宋代即有一则故事：一人衄血（鼻血）数斗，不断流出，吹入鼻中之药末均被冲出，将有生命危险，医者即刻派人寻找生地黄，令其生吃三四斤，又用生地黄渣塞鼻，血渐止。《名医别录》中记载，生地黄"主男子五劳七伤，女子伤中，胞漏下血，破恶血，溺（尿）血，利大小肠，去胃中宿食，补五脏，内伤不足，通血脉，益气力，利耳目"。

【生地黄小档案】

生地黄主产于河南、河北、内蒙古、浙江、山西等地，尤以河南怀庆所产最为有名。属玄参科多年生草本植物，地黄的块根具有药用价值，一般秋季或初冬采挖，除去芦头、须根及泥沙，鲜用，即为鲜地黄；或用小火将地黄缓缓烘焙至约八分干，或晒干，即为生地黄。现代研究发现，生地黄中主要含有甘露醇、梓醇、地黄素、生物碱等物质。

【功效主治】

功效　鲜地黄清热生津，凉血，止血；生地黄清热凉血，养阴生津。

主治　①鲜地黄清热凉血之力强，适用于热病热入营血引起的舌紫绛、发斑发疹，吐血衄血、咽喉肿痛等。②生地黄养阴、清虚热作用较强，适用于热病后期伤阴引起的舌红口干、烦渴多饮、阴虚内热、骨蒸劳热等。③用于血热引起的湿疹、荨麻疹等。

【鉴别选购】

生地黄与熟地黄虽同属一物，但二者的功效不同。生地黄未经炮制加工，味甘苦，性寒，滋腻性小，主要作用是清热凉血、养阴生津，多用于血热出血或壮热神昏、口干舌紫等，因此生地黄为滋阴凉血之要药；熟地黄经过加工后，味甘性微温，可养血滋阴，凡一切精血阴液亏虚偏寒或热轻者都可用之，为补血之要药。因此购买时必须辨证论治，勿将二者混为一谈。

【注意事项】

脾虚泄泻、胃寒食少、胸膈有痰者慎服。

【药膳养生】

生地黄排骨汤：莲藕250克（切条，氽烫至半熟），生地黄30克，排骨250克（氽烫至熟），葱、姜、盐、鸡精适量，炖至排骨熟烂。用于淡化色斑。

生地粥：鲜生地黄25克，水煎100毫升，过滤留汁。粳米75克，煮粥，趁热时加入鲜生地黄汁、白糖，拌匀。适用于阴虚潮热、盗汗、久咳、咳血、食欲不振、消瘦、心烦、口渴、目赤等症。

地黄乌鸡：生地黄150克（切条），加饴糖适量拌匀，装入雌乌鸡

（约 1000 克）腹内，用小火隔水蒸熟，喝汤吃肉，适用于用脑过度引起的头晕耳鸣、记忆力减退、腰膝酸痛、神疲气短等。

【古今验方】

1. 治疗小儿过敏性紫癜

生地黄、白茅根各 15 克，赤小豆 30 克，紫草、连翘、丹皮、丹参各 9 克，赤芍药 6 克，水煎服，每日 1 剂。对小儿过敏性紫癜有较好的治疗作用。

2. 治疗慢性咽喉炎

生地黄 60 克，玉竹 60 克，桂枝 6 克，水煎服。

3. 治疗耳鸣

生地黄一截煨熟塞耳中，1 天换几次。耳鸣患者可以此作为药方食用。

4. 治疗蝴蝶斑

生地黄 100 克，怀山药 200 克，枸杞子 30 克，用纱布包好。白鸭 500 克，用盐、胡椒粉、料酒涂抹在鸭体内外，加入葱、姜腌制 1 小时，切丁，与药包同蒸，熟后，去药包，即可。

5. 治疗失眠

酸枣仁 15 克，生地黄 50 克，白糖适量，捣泥，沸水冲泡，焖 20 分钟，即可，每日 2 次。适用于肝胆火旺引起的失眠。

紫草

又名：紫丹、紫草茸。

性味归经：味甘、咸，性寒；归心、肝经。

治麻疹之要经

紫草具有凉血、活血、解毒、透疹的作用，在中医药历史中应用已有2000多年，善治温热病引起的斑疹透发不畅、斑疹紫暗等。《本草纲目》记载，紫草"治斑疹，痘毒，活血凉血，利大肠"。"紫草，其功长于凉血活血、利大小肠。故痘疹欲出未出、血热毒盛、大便闭涩者宜用之，已出而紫黑便闭者亦可用。若已出而红活，及白陷大便利者，切宜忌之"。近年来，紫草制剂紫草油在治疗皮炎、湿疹、宫颈糜烂、糖尿病病人外伤伤口不愈等方面均取得了良好的疗效。

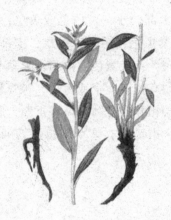

【紫草小档案】

紫草主产于新疆、西藏、甘肃、黑龙江、吉林、辽宁、河北、河南、广西等地。属紫草科多年生草本植物，紫草、新疆紫草、内蒙古紫草的根均可入药，一般春、秋二季采挖，除去泥沙，晒干或用微火烘干。现代研究发现紫草中含有紫草素、乙酰紫草素、紫草烷、紫草红、脂肪酸、纤维素、多糖、胶质等。

【功效主治】

功效 凉血，活血，解毒，透疹。

主治 ①用于血分热毒壅盛引起的斑疹紫黑、麻疹不透等。②用于疮疡、湿疹、烫伤、慢性溃疡等。③用于抗菌消炎，对金黄色葡萄球菌、灵杆菌也能起到抑制作用。④用于抗肿瘤，紫草根对绒毛膜上皮癌及恶性葡萄胎有一定的疗效。

【真伪鉴别】

新疆紫草呈不规则的长圆柱形，多扭曲，表面紫红或紫褐色，皮部疏松，呈条形片状，常十余层重叠，易剥落，顶端有的可见分枝的茎残基，易折断，断面不整齐，木部较小，黄白色或黄色；紫草呈圆锥形，扭曲，有分枝，表面紫红色或紫黑色，粗糙有纵纹，皮部薄，易剥落，易折断，断面皮部深紫色，木部较大，灰黄色；内蒙古紫草呈圆锥形或圆柱形，扭曲，根头部略粗大，顶端有残茎一个或多个，被短硬毛，表面紫红色或暗紫色，皮部略薄，常数层相叠，易剥离，易折断，断面较整齐，皮部紫红色，木部较小，黄白色。市场上有紫草中掺赭石的现象，掺伪紫草体重，手拈有沙粒感。

【注意事项】

脾虚大便稀薄或腹泻者忌用。

【药膳养生】

1. 活血健脾

紫草薏米粥：紫草 10 克，白芍 15 克，水煎，过滤留汁，与薏米 50 克、白糖适量同煮粥，每日 1 剂，早晚各 1 次服用。适用于肝癌患者。

2. 清热，活血

紫草绿豆汤：紫草 15 克，水煎，过滤留汁，加入绿豆 30 克，同煮，再加入白糖适量。适用于预防女性绒毛膜上皮癌。

3. 凉血益肝

紫草猪骨汤：紫草50克，猪骨200克（砸开），水煎，过滤留汁，加肉汤500克，稍煮，打入鸡蛋4枚，熟后，调入酱油、盐、鸡精等。适用于肝硬化引起的腹胀、乏力、贫血、营养不良、腹水等。

4. 散结消痈

紫草赤芍饮：紫草30克，败酱草、赤芍、蚤休、菟丝子、萹蓄各15克，穿山甲6克，乌药、皂刺、黄芪、乳香、没药各10克，水煎服。适用于慢性前列腺炎。

【古今验方】

1. 治疗黄褐斑

紫草15克，茜草、白芷各5克，赤芍、苏木、红花、厚朴、丝瓜络、木通各9克，水煎20分钟，外洗或湿敷。适用于中毒性黑皮病及面部继发性色素沉着。

2. 治疗白血病血瘀

生地30克，紫草15克，茜草根15克，水煎，过滤留汁，加入粳米适量，煮粥。

3. 治疗烧烫伤

紫草300克，黄连150克，焦地榆100克，放入食用油1000毫升中，加热至40℃浸泡2日，用小火煎至药渣焦，再用纱布过滤，加入凡士林200克，冰片30克，先用生理盐水清洗创面，再以消毒针头刺破水泡，涂上述药油，消毒绷带包裹，每天换药1次。

4. 治疗面部化妆品皮炎

紫草30克，茜草、白芷、赤芍、苏木、南红花、厚朴、丝瓜络、木通各15克，水煎，过滤留汁，待温后洗面或湿敷，每次20分钟，每日2~3次，3天为1个疗程。

牡丹皮

又名：丹皮、牡丹根皮。

凉血活血散淤之佳品

牡丹皮善清血中伏热，兼能活血不留淤，尤其适用于血淤有热之证。《日华子本草》记载，丹皮能"除邪气、悦色、通关膝血脉、排脓、通月经、消扑损瘀血、续筋骨、除风痹、落胞下胎、产后一切冷热血气"。现代药理研究显示，丹皮还具有降血糖、镇痛、镇静、抗早孕等作用，并且对金黄色葡萄球菌、溶血性链球菌、大肠杆菌等具有较强的抑制作用。

【牡丹皮小档案】

牡丹皮主产于河北、山东、四川、陕西、甘肃等地，以安徽铜陵产牡丹皮质量最好、产量最高。牡丹皮属毛茛科多年生落叶小灌木，其药用部

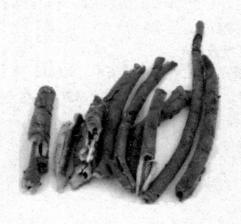

位为干燥根皮，一般秋季采挖根部，除去须根及茎苗，新鲜时抽出木心，晒干，称为以原丹皮。现代研究发现，牡丹皮含有丹皮酚、芍药苷、丹皮酸苷、丹皮原苷、丹皮新苷、丹皮多糖等成分。

【功效主治】

功效 清热凉血，活血散淤。

主治 ①用于温热病引起的发斑、吐血衄血等。②用于温热病后期伤阴引起的身体夜热早凉、热退无汗等。③用于血滞引起的闭经、痛经等。④用于痈肿疮毒、肠痈初起腹痛、跌打损伤等。

【注意事项】

血虚有寒、孕妇或月经过多者慎服。

【古今验方】

1. 治疗过敏性紫癜

牡丹皮 20 克，大青叶 18 克，金银花炭 20 克，青蒿 15 克，白芍 15 克，生地黄 15 克，黄芪 15 克，太子参 15 克，山药 15 克，水煎服，每日 1 剂，早晚 2 次温服。15 日为 1 个疗程。适用于过敏性紫癜。

2. 治疗过敏性鼻炎

牡丹皮 1500 克，浸泡于清水中 0.5~1 天，然后蒸馏得 2000 毫升乳白色液体，滴鼻，每日 3 次，一般 2~3 天可治愈。

第四章　祛风湿类中草药

祛风湿药是以祛风除湿、解除痹痛为主要作用，治疗痹症的一类药物，包括木瓜、路路通、桑枝、丝瓜络、五加皮等。中医理论中的痹症是以肌肉、筋骨疼痛，关节疼痛、酸楚、麻木、灼热、屈伸不利、肿大变形为主要临床表现的病症，相当于现代医学中的风湿热、类风湿性关节炎、强直性脊柱炎、骨性关节炎等。临床应用祛风湿药时，需根据痹症的寒热虚实、病程新久、病变部位等，辨证论治，配伍燥湿药、温经散寒药、活血通络药、益气养血药或补益肝肾药等，以增强疗效。另需注意，祛风湿药多辛温香燥，易伤阴血，故阴血亏虚者慎用，有内风证者忌用。痹证多为慢性病，所以祛风湿药多配制成酒剂或膏剂以便于患者长期服用。

木瓜

又名：皱皮木瓜、铁脚梨。

性味归经：味酸，性温；归肝、脾经。

治呕泻过度转筋之要药

木瓜善于舒筋活络，是治疗筋脉拘挛之常用药，另外还有和胃化湿的功效，适用于吐泻过度引起的转筋（筋脉挛急）。《本草拾遗》中记载木瓜"下冷气，强筋骨，消食，止水痢后渴不止，作饮服之。又脚气冲心，取一颗去子，煎服之，嫩者更佳"。现代研究显示，木瓜还具有护肝、降血脂、促进消化、清理肠胃、抗菌杀虫等作用。

【木瓜小档案】

木瓜不但营养价值非常丰富，药用价值也不可忽视，被誉为"百益之果""水果之皇""万寿瓜"，多吃可延年益寿。木瓜主产于安徽、四川、湖北等地。属于蔷薇科植物，贴梗海棠的近成熟果实可入药。一般夏、秋二季果实绿黄时采收，置沸水中烫 5~10 分钟，对半纵剖，晒至颜色变红，生用。现代研究发现木瓜中主要含有木瓜蛋白酶、苹果酸、枸橼酸、齐墩果酸、皂苷、维生素 C、β-胡萝卜素、钙、铁等物质。

【功效主治】

功效 舒筋活络，和胃化湿。

主治 ①用于风湿痹痛引起的筋脉拘挛、腰膝关节酸重疼痛等。②用于肝脾不和引起的吐泻转筋、脚气水肿等。③用于消化不良。

【真伪鉴别】

目前发现的木瓜伪品包括光皮木瓜和小木瓜。正品木瓜呈月牙形，外皮红色或棕红色，有密集皱纹，气微香，味酸略涩；光皮木瓜，为蔷薇科植物木瓜的干燥成熟果实，呈月牙形或长椭圆形，外皮红棕色，光滑无皱纹，气微香，味酸涩，嚼之具有砂粒感；小木瓜，为蔷薇科植物，呈不规则形，外皮红棕色，具细微纹理，微粗糙，气微香，味酸涩，嚼之也有沙粒感。

【注意事项】

1. 脾胃虚寒或体虚者不宜多食，易致腹泻。

2. 湿热偏盛，小便淋闭者慎用。

3. 木瓜中的番木瓜碱对人体有小毒，每次食量不宜过多，过敏体质者慎食。

4. 孕妇不宜吃木瓜的主要原因在于，木瓜会引起子宫收缩腹痛，但不会影响胎儿。

【药膳养生】

1. 补中益气

木瓜羊肉汤：羊肉 100 克，苹果 5 克，豌豆 300 克，粳米适量，木瓜 1000 克（取汁），水适量，用大火煮沸后，改用小火炖至豌豆熟烂，肉熟，再加入白糖、盐、鸡精、胡椒粉等调味品。适用于脾胃气虚者。

2. 补脾和中，散寒止痛

姜醋木瓜汤：生姜 30 片，米醋 500 克，木瓜 500 克，水煮，每日 1 剂，分为 3 次服用。适用于脾胃虚寒型慢性胃炎。

3. 滋润皮肤，延缓衰老

木瓜羹：木瓜 100 克，银耳 15 克，北杏 10 克，银杏 12 克，同置锅中，加水、冰糖适量，炖 20 分钟。适用于燥热咳嗽、干咳无痰或痰多带血等症。

4. 益肝肾，壮阳

仙灵木瓜酒：仙灵脾 15 克，川木瓜 12 克，甘草 9 克，切片，浸泡于白酒中，7 日后，过滤留汁，每次 15~20 毫升，每日 3 次。适用于阳气不振、性功能减退。

【古今验方】

1. 治疗关节炎及手足麻木

酥炙虎骨、川芎、当归各 30 克，玉竹 60 克，川断天麻、红花、怀牛膝、五加皮、白茄根各 30 克，秦艽 15 克，桑枝 12 克，防风 15 克，木瓜 90 克，浸泡于白酒 10 千克中，7 日后，加冰糖 1000 克，每次 20 毫升，每日 2 次。适用于关节炎、手足麻木等。

2. 驱除绦虫和蛔虫

木瓜 100 克，晒干，研末，每次 10 克，早晨空腹服用。

3. 治疗咳嗽

新鲜熟木瓜 1 个，去皮后蒸熟，加蜜糖服用。

桑枝

又名：桑条。

性味归经：味微苦，性平；归肝经。

善治上肢风湿热痹

桑枝具有祛风湿、利关节的功效，寒、热之风湿痹痛皆可用之，尤其适用于上肢风湿热痹引起的肩臂关节酸痛麻木等。桑枝还略有利水消肿的作用。《本草撮要》中记载"桑枝，功专去风湿拘挛，得桂枝治肩臂痹痛；

得槐枝，桃枝洗百遍身痒"。现代药理研究显示，桑枝提取物还可改善糖尿病、肾病，并调节其血脂。

【桑枝小档案】

桑树全身都是宝，桑叶、桑椹、桑枝都可入药，由于它多生于山林中或村庄附近，免遭污染与破坏，因此，其药用价值才上升到了一个层次。桑枝主产于江苏、山东、河南等地。桑树属于桑科落叶乔木，桑树的嫩枝可入药，一般春末夏初间采收，去叶，晒干，或趁鲜切片，晒干。现代研究发现，桑枝中主要含有桑素、游离蔗糖、葡萄糖、麦芽糖、鞣质、桑色素、环桑素、有机酸、维生素、挥发油等成分。

【功效主治】

功效 祛风湿，利关节。

主治 ①用于肩臂关节风湿酸痛麻木。②用于水肿、小便不利、肢痛等。③用于治疗喘嗽逆气。④可用于治疗中风歪斜、咳嗽。⑤可用于壮肺气、燥湿、滋肾水、通经。

【类似药物比较】

桑枝、桂枝、木瓜、牛膝均可治疗四肢疼痛，但各有所长。桑枝与桂枝均善于治疗上肢疼痛，但桑枝多用来治疗热证，而桂枝对寒证具有很强的治疗功效。木瓜与牛膝善于治疗下肢疼痛，木瓜善于治疗拘挛疼痛，牛膝对补益肝肾有良好的治疗效果。内服常用量为 10~30 克，外用适量。

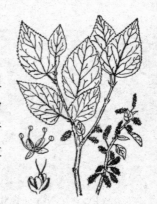

【药膳养生】

1. 清热利湿

桑枝老鸭汤：老桑枝 50 克，秦艽 30 克，老鸭 100 克，炖熟，调味，喝汤食肉。适用于关节肿痛伴有低热之红斑狼疮。

2. 清热通痹，益气补血，清利湿热

桑枝鸡：桑枝 60 克，绿豆 30 克，鸡肉 250 克，水适量，清炖至肉熟烂，再加入盐、姜、葱等调味品适量，喝汤食肉。适用于类风湿性关节炎患者。

3. 补肝肾，利血脉，祛风湿

桑枝泡酒：新鲜桑椹 250 克，新鲜桑枝段 500 克，红糖 250 克，浸入白酒 250 毫升中，1 个月即可饮用。适用于肝肾阴虚、虚热型类风湿性关节炎患者。

【古今验方】

1. 治疗关节疼痛、皮肤瘙痒

酒制桑枝 30 克，水煎服。适用于风寒湿痹，四肢拘挛，肌肤风痒，关节疼痛。

2. 促进大脑发育，治疗先天性脑瘫

桑枝 30 克，桑叶 20 克，桑寄生 30 克，桑椹子 50 克，桑白皮 15 克，桑螵蛸 20 克，研细末，每次 10 克，每日 2 次，温水冲服。适用于先天性大脑发育不全，脑性瘫痪。

3. 解胎毒

新鲜桃枝 250 克，桑枝 250 克，梅枝 250 克，水煎，过滤留汁，加冷水适量，给婴儿洗澡。

4. 治疗外阴白癜风

鲜桑枝 1500 克，桑椹子 500 克，何首乌 250 克，生地 250 克，白蒺藜 250 克，补骨脂 250 克，益母草 500 克，玄参 250 克，水煎，过滤留汁，再加入蜂蜜适量，每次 20~30 毫升，每日 3 次。

5. 治疗肩周炎

鲜桑枝 90 克，鲜槐枝 60 克，鲜松枝 30 克，鲜艾叶 30 克，桂枝 15 克，白酒 15 克（后下），水煎，过滤留汁，熏洗局部，每次 20~30 分钟，热服后进行功能锻炼，每日 1 剂，分为 2 次使用。

丝瓜络

又名：丝瓜网、丝瓜壳、瓜络、丝瓜筋。
性味归经：味甘，性平；归肺、胃、肝经。

风湿热痹之常用药

丝瓜络具有祛风通络、解毒化痰的功效，尤其适用于风湿热痹。《本草便读》记载"丝瓜络，入经络，解郁热，热除则风去，络中津液不致结而为痰，变成肿毒诸证，故云解毒耳"。《陆川本草》又记载丝瓜络"凉血解毒，利水去湿，去肺热痰咳，热病谵妄，心热烦躁，手足抽搐"。现代药理研究显示，丝瓜络还具有镇痛、镇静、抗炎等作用。

【丝瓜络小档案】

丝瓜络在全国各地均有分布，以浙江慈溪、江苏南通、苏州三地所产质量最佳。属葫芦科一年生草本植物，丝瓜的果络可作为中药材使用，果络是成熟果实中的维管束，一般在夏、秋二季果实成熟、皮变黄、内部干枯时采摘，除去外皮及果肉，晒干，再除去种子，生用或炒用。广东粤丝瓜摘取后不去皮、子，称为"丝瓜布"。现代研究发现，丝瓜络中主要含有甘露聚糖、半乳聚糖、木聚糖、纤维素等成分。

【功效主治】

功效　祛风通络，解毒化痰。
主治　①用于风湿痹痛、手足拘挛、关节疼痛。②用于胸胁胀痛。③用于乳痈、乳汁不通。④用于咳嗽痰多。

【真伪鉴别】

需要注意丝瓜络中掺杂海绵的现象。丝瓜络通常为切面宽 1~1.5 厘米，长 3~6 厘米的长条状，色白，质硬而韧，断面呈网络状；海绵为有机化学合成品，质松软，大小、形状、颜色与丝瓜络很相近，不易看出。内服常用量为 10~15 克，外用适量。

【药膳养生】

1. 祛风解毒通络

药膳养生去斑茶：丝瓜络 10 克，白菊花 10 克，玫瑰花 5 克，红枣 5 枚，沸水冲服。适于蝴蝶斑、黄褐斑。

2. 通调乳房气血

对虾通草丝瓜汤：通草 6 克，丝瓜络 10 克，黄芪 15 克，水煎，过滤留汁，用药汁煮已剥壳的对虾肉，再加入盐、姜适量调味，喝汤吃虾肉，每日 1 次。适用于乳房健美，使之丰满。尤其适用于中年女性。

3. 清热利尿

丝瓜络蜂蜜汁：丝瓜络 100 克，水煎，过滤留汁，再加入蜂蜜、醋各 10 克，分早晚 2 次服用。适用于尿道炎患者。

丝瓜橘皮络汤：丝瓜络 30 克，橘皮络 6 克，萝卜子 15 克，葱白 3 根，水煎，代茶饮。适用于伤气型胸肋损伤。

【古今验方】

1. 治疗老年人臂痛

丝瓜络 50 克，伸筋草 50 克，桑枝 30 克，水煎服，连服两剂。血虚肢体麻木者加鸡血藤 50 克，当归 12 克；气虚者加黄芪 30 克，党参 30 克。

2. 治疗急性乳腺炎

丝瓜络 30 克，全栝楼 30 克，水煎，过滤留汁，再加入红糖适量，趁热服用，每日 1 剂，连服至见效止。

3. 治疗关节疼痛

丝瓜络 300 克，浸入白酒 500 毫升中，7 日后饮用，每次 1 小杯。

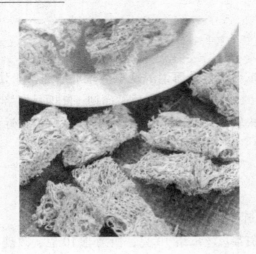

4. 治疗慢性胆囊炎

金钱草 40 克，水煎浓汁，加入数滴白酒，送服丝瓜络末 20 克，可分为早晚 2 次服用。

5. 治疗高血压

丝瓜络 12 克，水煎，分为早中晚 3 次服用。

6. 治疗胃下垂

猪肚适量，丝瓜络 15 克，水适量，煮至猪肚熟烂，除去丝瓜络。另取丝瓜络 100 克，炒黄，研末，每次 6 克，每日 3 次，饭前 30 分钟，加热温服。

五加皮

又名：南五加皮。

性味归经：味辛、苦，性温；归肝、肾经。

祛风湿　强筋骨

五加皮善祛风除湿，补益肝肾，强健筋骨。《名医别录》记载，五加皮"疗男子阳痿、囊下湿、小便余沥、女人阴痒及腰脊痛两脚疼痹风弱、五缓虚羸、补中益精、坚筋骨、强志意"。现代药理研究显示五加皮还具有抗疲劳、耐缺氧、增强机体抗病能力等作用。另须注意，五加皮与北五加皮不同，二者科属不同，功效不同，北五加皮强心利尿而有毒，切不可视为一物。

【五加皮小档案】

五加皮又叫做五皮风、刺五甲、南五加皮，生于林缘、路边或灌丛中。主产于湖北、河南、安徽等地。属五加科落叶小灌木，其中细柱五加的根皮可作为中药材使用，一般夏、秋二季采挖根部，洗净，趁新鲜时剥取根皮，晒干。现代研究发现，五加皮中主要含有刺五加苷、棕榈酸、亚麻酸、鞣质、维生素、挥发油等。根皮含异贝壳杉烯酸、紫丁香苷、异秦皮定苷、β-谷甾醇、棕榈酸、亚油酸、维生素 B_1 等。

【功效主治】

功效　祛风湿，补肝肾，强筋骨，利尿。

主治　①用于风湿痹痛、四肢拘挛等症。②用于肝肾不足引起的筋骨痿软、小儿行迟等症。③用于水肿、脚气等症。④可用于降低自发性肿瘤的形成。⑤用于缓解关节疼痛。

【真伪鉴别】

1. 五加皮，呈细卷筒状，单卷或双卷，少数呈碎片状，长短不一，外表面灰褐色，有横向皮孔及纵皱，内表面淡黄色或淡黄棕色，质脆，易折断，断面淡灰黄色，略平坦；香加皮为萝藦科植物杠柳的根皮，呈卷筒状或槽状，少数呈不规则的块片，外表面灰棕色或黄棕色，栓皮松软常呈鳞片状，易剥落，内表面淡黄色或淡黄棕色，较平滑，有细纵纹，体轻，质脆，易折断，断面不整齐，黄白色，有特异香气。

2. 五加皮的主要作用是祛风寒湿邪，能补肝肾，强筋骨。对风寒湿痹、筋骨软弱、四肢拘挛具有良好的治疗作用。同时，五加皮还能治疗水肿、脚气浮肿等症；而香加皮则有毒。对风寒湿痹、腰膝酸软有很好的治疗作用。其善治水肿、小便不利。

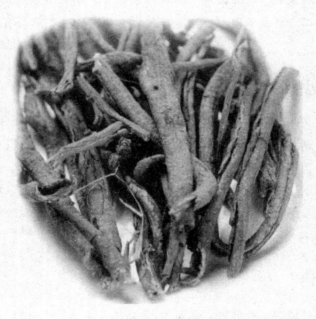

【注意事项】

阴虚火旺者慎用。

【药膳养生】

1. 祛风湿，抗感染

五加皮酒：五加皮 50 克，水煎，过滤留汁，再加入糯米适量，同煮成糯米干饭，放凉后加酒曲适量，发酵，酿酒，每日适量佐餐食用。适用于产后因外感寒邪导致的身痛者。

2. 补肝肾，祛风湿

五加皮乌骨鸡汤：乌鸡肉 90 克，五加皮 15 克，巴戟天 9 克，杜仲 24 克，同煮 2 小时，加入调味品适量，随意饮用。适用于肝肾不足引起的筋骨痿弱，四肢无力，腰膝酸软，两颧潮红，状如蝴蝶，头发脱落等。

【古今验方】

1. 祛风除湿，活血散淤

五加皮 50 克，红花、生地黄、当归、怀牛膝、栀子、泽兰各 40 克，骨碎补、宽筋藤、千斤拔、枫荷桂、羊耳菊、海风藤各 80 克，细辛、桂枝、陈皮、苍术、木香各 30 克，茯苓、甘草各 50 克，九里香、过江龙各 160 克，麻黄 20 克，共研末，加入白酒 16 升，密封，浸泡 30 日后，过滤留汁，每次饮用 15 毫升，每日 2 次。也可外用涂擦患处。适用于跌打损伤、风湿骨痛、风寒湿痹等症。

2. 活血，抗感染

五加皮 156 克（研碎），紫草（研碎）93 克，浸入 80% 酒精 8000 毫升中，密封，24~48 小时后，加入薄荷脑 93 克，冰片 31 克，溶解后过滤，搅匀即可。清洁创面，再将药液喷于创面，每次喷 1~10 余下，每日 4~5 次。适用于Ⅰ度、Ⅱ度烫伤或烧伤。

3. 治疗风湿性关节炎

金钟根 30 克，五加皮 15 克，络石藤 20 克，春根藤、海风藤各 20 克，牛膝 12 克，水煎服。

路路通

性味归经：味辛，苦，性平；归肝、肾经。

祛风湿兼通乳

　　路路通具有祛风湿、舒筋络、利水消肿、通经下乳的作用。《本草纲目拾遗》中记载，路路通"辟瘴却瘟、明目除湿、舒筋络拘挛，周身痹痛，手脚及腰、痛，焚之嗅其烟气皆愈"。现代临床中还有一种"路路通注射液"是一种纯中药针剂，与中药路路通是完全不同的药物，路路通注射液的主要成分为三七总皂苷，一般用于中风、偏瘫、瘀血阻络、视网膜中央静脉阻塞等疾病的治疗。

【路路通小档案】

　　路路通又叫做狼目，选购时以果大、干燥、无果梗、无泥土者为佳。全国各地均有分布。药用部位为金缕梅科落叶乔木枫香树的干燥成熟果实，一般秋、冬二季果实成熟后采收，除去杂质，干燥，生用。现代研究发现，路路通中主要含有路路通酸、白桦脂酮酸、挥发油等物质。

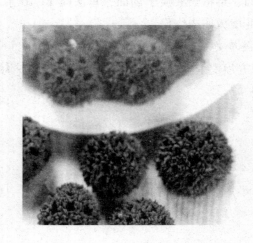

【功效主治】

　　功效　祛风活络，利水消肿，通经下乳。

主治　①用于风湿关节痹痛、麻木拘挛等症。②用于水肿胀满、小便不利等症。

【注意事项】

1. 阴虚或月经过多者忌用。
2. 孕妇忌用。

【药膳养生】

1. 疏肝理气，解郁散结

路路通蜂蜜饮：香附 20 克，路路通 30 克，郁金 10 克，金橘叶 15 克，水煎，过滤留汁，待温后，加入蜂蜜适量，分上、下午 2 次服用。该饮品非常适合肝郁气滞型乳腺小叶增生。

2. 疏风清热，凉血活血，解毒通路，透疹止痒

路路通乌梅汁：路路通 10～20 克，乌梅 6～10 克，地龙 6～10 克，北防风 6～10 克，蝉衣 3～6 克，丹皮 6～10 克，甘草 3～10 克，水煎服。适用于过敏性皮肤病患者，此病症的主要外在表现为：口渴、丘疹、红斑、风团或瘙痒等。患者饮用此饮品时，还需要注意对症下药。

第五章　利水消肿类中草药

　　利水消肿药是以渗泄水湿、利水消肿为主要作用，可用来治疗水湿内停引起的水肿、小便不利、淋证、痰饮等癃证，包括茯苓、关木通、薏米、冬瓜皮、玉米须、葫芦、芥菜、冬脾药、行气药或温肾药配伍同用，以提高癃痪治愈率。另需注意，利水消肿药服用后能使小便通畅、尿量增加，易耗伤津液，故阴虚津亏或肾虚遗精遗尿者不宜用。

茯苓

又名：云苓。
性味归经：味甘、淡，性平；归心、脾、肾经。

利水渗湿之要药

茯苓是利水渗湿之要药，兼有健脾宁心的功效。《神农本草经》中记载，茯苓"王胸膈逆气，利小便，久服安神安魂，不饥延年"。《本草纲目》中记载，茯苓"治头风虚眩，暖腰膝，主五劳七伤"。清末时期慈禧太后虽然可以享用各种山珍海味，但仍特别喜爱"茯苓饼"，并赏赐大臣，因而茯苓饼成为晚清时期的京师名点之一。现代药理研究显示，茯苓还具有增强免疫力、抗肿瘤、抗菌、降血糖、保肝、抗胃溃疡等作用。

【茯苓小档案】

茯苓主产于云南、湖北、安徽、四川、河南等地。属多孔菌科的真菌，生于砾质土壤、向阳山坡、松属植物的根际，现多为人工栽培。茯苓的药用部位为菌核，多寄生于常用中药，为多孔菌科真菌茯苓的干燥菌核，多于7~9月采挖，除去泥沙，堆置"发汗"后，摊开晾至表面干燥，再"发汗"，反复数次至出现皱纹、内部水分大部分散失后，阴干。现代研究发现，茯苓含茯苓酸、麦角固醇、胆碱、卵磷脂、钾盐等。

【功效主治】

功效 利水渗湿，健脾宁心。
主治 ①用于小便不利、水肿尿少、痰饮眩晕等。②用于脾虚引起的倦怠乏力、食欲不振、大便稀薄、腹泻等。③用于心神不安、心慌失眠等。

【真伪鉴别】

正品茯苓块呈块片状，边缘整齐，白色，少数呈淡红色或淡棕色，质坚实，断面颗粒性，有的具裂隙，嚼之粘牙。

劣质茯苓块呈不规则块片状，表面灰白色，少数略带微黄色，粗糙，有异物脱落的凹点，边缘残缺不全，质硬可折断，断面颗粒性，表面和折断面可见灰黑色小点及黄白色粗砂子散在，嚼之粘牙，并有沙子顶牙。

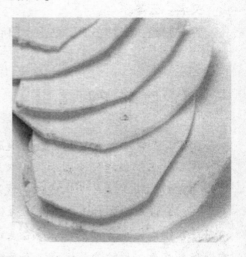

取茯苓块、劣质茯苓块各15克，研粉末，分别置烧杯中加水200毫升，搅拌，沉淀，除去上层粉末后可见茯苓粉末杯中底部无沙子，劣质茯苓粉末杯中底部有灰黑色及黄白色沙子。

【注意事项】

阴虚湿热、虚寒滑精或气虚下陷者慎用。

【药膳养生】

白术茯苓粥： 白术12克，茯苓18克，陈皮3克，生姜皮1克，砂仁3克。水煎，过滤留汁，加入适量粳米，煮粥。适用于脾虚引起的妊娠面目、四肢浮肿，小便短少等。

泽泻茯苓鸡： 母鸡1只，泽泻60克，茯苓60克，将料酒2匙放入鸡腹内，用大火隔水蒸3~4个小时，去药吃鸡。适用于脾虚气弱型心神不安、惊悸失眠、妊娠水肿者。

茯苓糕：茯苓 50 克（烘干，研粉），面粉 450 克，加入发酵粉适量，揉面团，发酵，制糕，用大火蒸熟，每日 1 次，早餐食用。适用于气虚湿阻型高血压患者。

莲子赤豆茯苓羹：莲子 30 克（泡发、去皮、去心）、赤小豆 30 克，同煮，熟后再加入茯苓粉 30 克、蜂蜜适量，拌匀。适用于脾湿型老年人带状疱疹。

【古今验方】

1. 治疗氯氮平所致流涎症

取茯苓 50 克，生石膏 30~60 克，益智仁 3~5 克，水煎服。适用于氯氮平所致的流涎症患者。

2. 治疗肾盂积水

茯苓 12 克，金钱草 50 克，通草 10 克，当归 10 克，海金沙（包煎）15 克，生蒲黄（包煎）10 克，黄柏 12 克，续断 10 克，丹参 20 克，蒲公英 20 克，红花 6 克，甘草 3 克，水煎服。适用于肾盂积水。

薏米

又名：薏苡仁、起实。
性味归经：味甘、淡，性微温；归脾、胃、肺经。

祛病防癌　营养丰富

薏米含有十分丰富的营养成分，有"世界禾本科植物之王"的美称，据测定，每 100 克薏米含蛋白质 17.58 克，大大超过普通稻米中的含量。薏米健脾渗湿，利湿除痹，清热排脓，作用和缓，适宜多服久服。《本草纲目》中记载"苡仁健脾，益胃，补肺，清热，去风，祛湿，增食欲，治冷气，煎服利水。苡仁根捣汁和酒服，治黄疸有效"。现代研究分析，薏米能够增加人体免疫功能，抑制癌细胞的生长，也是天然的养颜去皱佳品。

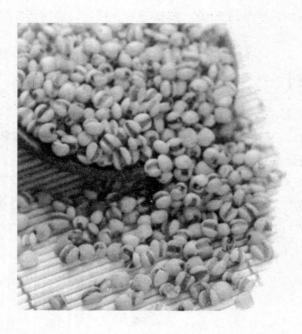

【薏米小档案】

薏米主产于福建、河北、辽宁等地，全国各地也有栽培。属禾本科一年或多年生草本植物，其药用部位为成熟种仁，一般在 11~12 月间采割全株，晒干，打下果实，再晒干，除去外壳、黄褐色种皮及杂质，收集种仁，生用；或用小火炒至微黄，即为炒薏米。清热利湿宜生用，健脾止泻宜炒用。现代研究发现，薏米中主要含有薏苡仁油、薏苡仁酯、亮氨酸、精氨酸、赖氨酸、酪氨酸、脂肪油、豆固醇、粗纤维、钙、磷、铁、烟酸。

【功效主治】

功效 健脾渗湿，除痹止泻，清热排脓。

主治　①用于脾虚湿盛引起的水肿、脚气、小便不利、腹泻等。②用于风湿痹痛、筋软拘挛等。③用于肺痈、肠痈。

【真伪鉴别】

薏米不仅是营养食品，还是较好的保健品，基于此，薏米的市场价格相对较高。有些不法商贩将与之相似的高粱米冒充薏米出售，消费者在购买时，还需仔细辨认。其实高粱米与薏米并非完全相同，高粱米从颜色上看有些微黄，而薏米的颜色发纸白色；高粱米的体积比薏米的体积稍微小一点。另外，价格方面也有很大的悬殊，高粱米比薏米便宜许多，如果贪图一时便宜，势必会上当受骗。

【注意事项】

1. 小便量多、大便燥结、津液不足者忌用。
2. 孕妇忌用。
3. 消化功能较弱的儿童及老弱病人慎用。

【药膳养生】

1. 清热利湿，收涩止遗

黄柏薏苡仁粥：黄柏 10 克，萆薢 10 克，水煎，过滤留汁，再与薏苡仁 20 克、粳米适量，煮粥，粥熟后加入冰糖适量，稍煮，即可。适用于遗精、或尿时精液外流、心烦少寐、口苦、小便热赤不爽、小腹及阴部作胀者。

2. 补气益血，祛湿除痹

归芪苡仁蛇肉汤：当归 15 克，黄芪 25 克，薏苡仁 50 克，大枣（去核）6 枚，蛇肉 200 克，同煮，加入调味品适量，喝汤吃蛇肉，每天 1 剂。适用于慢性风湿性关节炎、类风湿性关节炎等引起的关节疼痛、活动不便。

3. 温经化瘀，散寒除湿

姜艾薏苡仁粥：干姜 9 克，艾叶 9 克，水煎，过滤留汁，再加入薏苡仁 30 克，煮粥，每日 2 次，趁热服用。适用于寒湿凝滞型痛经。

4. 清热，健脾，利湿

苡仁冬瓜汤：薏苡仁 30 克，冬瓜 30 克（切片），猪瘦肉 50 克（切片），煮汤，再加入油、盐、鸡精等适量调味。适用于脾虚湿盛性乙型肝炎患者。

【古今验方】

1. 治疗黄汗

薏苡仁 60 克，麻黄 3 克，连翘 24 克，木贼 24 克，车前草 24 克，滑石 30 克，水煎，分为早中晚 3 次服用。适用于治疗黄汗。

2. 治疗老年斑

薏苡仁 40 克，煮熟，加糖适量，1 次食用，轻者 2 个月有效，重者继续服至有效为止。

3. 防治痤疮

绿豆 30 克，薏苡仁 30 克，山楂 9 克，水煎，代茶饮，每日 3~5 次。适用于油性皮肤患者。

冬葵子

又名：葵子、葵菜子。
性味归经：味苦，性寒；归大肠、小肠、膀胱经。

治疗淋证之常用药

冬葵子具有利尿通淋、下乳、润肠等作用。常用于尿道感染、水肿、乳汁不行、肠燥便秘等病症。《本草纲目》记载，冬葵子"通大便、消水气、滑胎、治痢"。《药性本草》记载，冬葵子"治五淋、主奶肿、下乳汁"。

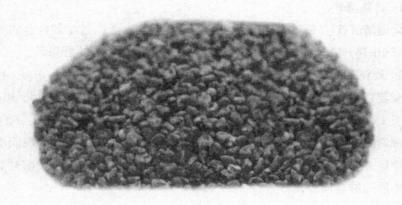

【冬葵子小档案】

冬葵子高60~90厘米；茎直立，有星状长柔毛。叶互生，肾状圆形，掌状5~7浅裂，两面依稀生些伏毛或几无毛。花小，颜色淡红，丛生于叶腋间，成熟时心分离与中轴脱落。全国各地均有分布。属锦葵科一年生草本植物，药用部位为冬葵的成熟种子，一般在春季种子成熟时采收，晒干，生用。

【功效主治】

功效 利尿通淋，下乳润肠。

主治 ①用于水肿、淋证。②用于乳汁不行、乳房胀痛等。③用于肠燥便秘。

【注意事项】

1. 脾虚大便稀薄或腹泻者忌用。
2. 孕妇慎用。

【药膳养生】

1. 化湿清肝

化湿清肝饮：玉米须 60 克，冬葵子 15 克，水煎，过滤留汁，再加入赤小豆 10 克，煮汤，加入白糖适量，代茶饮。适用于脂肪肝患者。

2. 大补元气，通利小便

参芪葵子生鱼汤：生鱼 1 条，红参 9 克，生黄芪 30 克，山药 30 克，冬葵子 15 克，将以上材料入同一锅内，煮 2 小时左右，再加入适量的盐、味精等调味品。适用于元气大亏之肾病综合征的少尿期，常出现滴沥而出、排尿无力、神疲气短、身重体倦、面色苍白等病症，也用于前列腺患者手术后的静息调养。

冬瓜皮

又名：白瓜皮、白冬瓜皮。

利水消肿之常用药

冬瓜是人们日常生活中常常接触到的药食佳品，冬瓜皮具有利水消肿的功效，尤其适用于水肿偏有湿热者。《滇南本草》中记载，冬瓜皮"止渴，消痰，利小便"。除冬瓜皮外，冬瓜果实和冬瓜仁（冬瓜的种子）也可入药，冬瓜果实能够利水消肿；冬瓜仁能够清肺化痰，利湿排脓。

【冬瓜皮小档案】

冬瓜主要分布于亚洲热带、亚热带、澳大利亚东部、马达加斯加等地区，现在我国各地均有栽培。属于葫芦科一年生草本植物，冬瓜的药用部位为外果皮，通常情况下，夏末秋初，是食用冬瓜的最好时节，可将其洗净，削取外层果皮，晒干，生用。现代研究发现，冬瓜皮中含有树脂类及蜡类物质等成分。

【功效主治】

功效　利水消肿。

主治　①用于湿热水肿、小便不利等症。②用于暑热口渴、小便短赤等症。③肥胖者、维生素缺乏者、肝硬化者、高血压患者、糖尿病患者、冠心病患者、癌症患者均可食用。

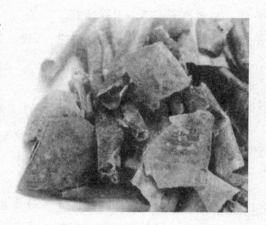

【注意事项】

营养不良引起虚肿者慎用。

【药膳养生】

1. 消炎行水

二草薏米冬瓜盅：薏米30克，蒸熟，与甘草9克，鱼腥草9克，熟火腿肉50克，姜、葱、盐适量，共同放入冬瓜内，大火隔水蒸35分钟，每次50克，每日1次，喝汤吃薏米。适用于中毒性肝炎、小便不畅者。

2. 益气行水

冬瓜皮蒸鲤鱼：鲤鱼1条，抹盐、胡椒粉、料酒腌制，蒜瓣放入鱼腹内和鱼身周围，冬瓜皮50克放在鱼下面，水发口蘑4个放在鱼上面，加葱、姜、鲜汤，大火蒸熟即可。

玉米须

又名：玉麦须、玉蜀黍蕊。
性味归经：味甘、淡，性平；归肝、肾、膀胱经。

消肿良药

玉米须具有利水消肿、清肝利胆的功效，是消肿的良药。《岭南采药录》中记载，玉米须"和猪肉煎汤治糖尿病，又治小便淋沥砂石，苦痛不可忍，煎汤频服"。目前临床上已将玉米须广泛应用于高血压、鼻炎、肝炎、糖尿病、哮喘及胆道结石等多种疾病的治疗。现代药理研究证实，玉米须确有降血压、降血糖、利尿的作用，还兼有一定的抑菌、抗癌作用。

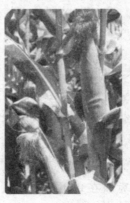

【玉米须小档案】

玉米须是玉蜀黍的花柱和花头。玉米须在全国各地均有分布，属乔本科一年生草本植物，药用部位为玉米须的花柱，一般在夏季收获玉米时采收，晒干或烘干，生用。现代研究发现，玉米须中主要含有挥发性生物碱、黄酮、甾醇、肌醇、尿囊素、多糖等。

【功效主治】

功效 利尿消肿，清肝利胆。

主治 ①用于水肿、小便不利、或小便短赤等。②用于肝胆湿热引起的肝炎黄疸、胆囊炎、胆结石等。③用于高血压病、糖尿病等。

【注意事项】

玉米须入煎剂常用量为 15~30 克。

【药膳养生】

1. 平肝阳，补气血，降血压

凤爪玉米须汤：鸡爪 500 克，玉米须 15 克（用纱布包好），炖煮 1 小时，再加入姜、盐、料酒、鸡精等适量调味。适用于高血压症肝阳上亢型患者。

2. 补中益气，清血热，治崩漏

玉米须炖猪肉：玉米须 30 克，猪瘦肉 120 克，同蒸至猪肉熟透，再加入盐、鸡精调味，每日 2 次，趁热服用。适用于血热型崩漏。

3. 清热祛湿，利水消肿

白玉猪小肚汤：玉米须、白茅根各 60 克，大枣 10 枚，猪小肚 500 克，同煮至熟烂。适用于小便短少、湿热、黄疸等症。

葫芦

又名：瓠瓜。

性味归经：味甘、淡，性寒；归肺、小肠经。

治疗腹水之常用药

葫芦在古代曾作为医生的标记，无论医者走到哪里，身上都会背着葫芦，代表其人医术高超。葫芦作为中药，具有利水消肿的功效，其性寒，所以适用于湿热实证之水肿，《日华子本草》中记载葫芦"除烦、治心热、利小肠、润心肺、治石淋"。民间还常使用葫芦盛装水、酒等。

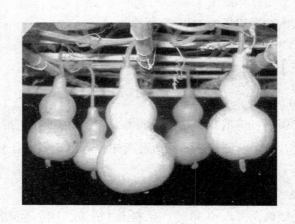

【葫芦小档案】

葫芦长不足 10 厘米，植株结果较多；葫芦全身都是宝，果实供药用，种子油可制皂，外皮还可盛水、酒。葫芦在全国各地均有分布。属葫芦科一年生攀援草本植物，葫芦的干燥果皮，一般秋末或冬初采收，打碎，除去果瓤、种子，晒干，入药，生用。尤以陈久者为佳。现代研究发现，葫芦中含有葡萄糖、木质素、戊聚糖等成分。

【功效主治】

功效　利水消肿。

主治　①用于面目浮肿、腹水等。②用于脚气肿胀等。

【注意事项】

脾胃虚寒者忌用。

【药膳养生】

1. 利水消肿

葫芦粥：粳米 100 克，冰糖适量，煮粥，米开时，加葫芦粉 30 克，稍煮片刻，即可，早晚温热顿服，7 日为 1 个疗程。适用于肾炎、心脏病水肿、脚气水肿等。

2. 清热利水

绿豆葫芦粥：绿豆 50 克，水煮至八分熟，再加入葫芦壳、冬瓜皮、西瓜皮各 50 克，同煮，随时饮用。适用于小便不利或肢体浮肿。

3. 健脾利湿，消肿

葫芦双皮汤：葫芦壳 60 克，冬瓜皮、西瓜皮各 30 克，大枣 10 克，水煎，过滤留汁，每日 1 剂。适用于慢性肾炎浮肿者。

芥菜

性味归经：味甘，性凉，归肝、胃经。

【芥菜小档案】

芥菜在全国各地均有分布，是我国著名的特产蔬菜，欧美各国极少栽培。属十字花科植物，芥菜的带根全草可以当做药材使用，一般在每年 3~5 月采收，晒干，生用。现代研究发现芥菜中含有胆碱、乙酰胆碱、山梨醇、甘露醇、马钱子碱等。

功效　清热利水，凉血止血，降压明目。

主治 ①用于水肿、腹泻等。②用于血热引起的吐血、便血、崩漏、月经过多等。③用于目赤肿痛。④用于高血压病。

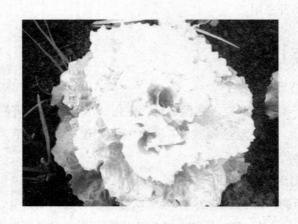

【注意事项】

入煎剂常用量为 15~30 克，如用鲜品应加倍。

【药膳养生】

1. 利尿，抗尿道梗阻

芥菜龟肉汤：芥菜 30 克，龟肉 60 克，煮至肉熟，再加入葱、姜、蒜适量调味。适用于尿道、膀胱肿瘤患者。

生姜芥菜汤：芥菜 250 克，生姜 10 克，水煎，红糖调味。用于感冒风寒伴有胃寒呕逆者。

2. 解毒散寒，补中和胃

豆腐火腿芥菜汤：豆腐 100 克（切块），火腿丝 50 克，用花生油煸炒，再加入高汤 1000 克，生姜 10 克，煮沸，再撒入芥菜 30 克，胡椒粉、香菜、盐等适量调味。适用于感冒兼有食欲不振、胃寒口淡等。

第六章　泻下类中草药

　　泻下药是以引起腹泻或润滑大肠、促进排便为主要作用，是治疗大便秘结、肠胃积滞或实热壅滞等病症的一类药物，包括芦荟、番泻叶、火麻仁、牵牛子、巴豆、大黄等。现代研究证实，泻下药均能刺激肠道黏膜，增强大肠蠕动力，而引起腹泻。临床中应用此类药物时需适当配伍行气药以助导滞；或配伍补阴药、补气药等以攻补兼施；或配伍解表药以表里双解。另需注意：部分泻下药药性峻猛，且具毒性，内服此类药物，易伤人正气，因此需注意用量及用法，病愈即停，不可多服久服；久病正虚、年老体弱者慎用，妇女月经期、胎前、产后应慎用，部分下泻下药如番泻叶等服用后可能出现腹痛反应；使用泻下药时，必须根据病情选用适当的药物进行治疗，否则病重药轻，无法发挥疗效，病轻药重，又伤人正气。

大黄

又名：将军、川军。
性味归经：味苦，性寒；归脾、胃、大肠、肝、心经。

治疗积滞便秘之要药

大黄具有泻下攻积、清热泻火、止血、解毒、活血祛瘀等多种功效，是治疗积滞便秘之要药，并以其攻下泻实之力而闻名，自古皆称其为"将军"。《神农本草经》记载，大黄"主下淤血，治血闭寒热，破症瘕积聚，荡涤肠胃，推陈致新，通利水谷，调中化食，安和五脏"。现代药理研究显示，大黄还具有利胆、抗菌降脂、降低尿素氮等作用。

【大黄小档案】

掌叶大黄、唐古特大黄主产于青海、甘肃等地，药用大黄主产于四川。大黄属于蓼科植物，掌叶大黄、唐古特大黄或药用大黄的干燥根和根茎均可作为中药材使用。一般秋末茎叶枯萎或次春发芽前采挖，风干、烘干或晒干。现代研究发现，大黄中主要含有番泻苷、大黄酸、大黄素、芦荟大黄素、大黄素甲醚、大黄酚、鞣质、钾、钙、镁等成分。

【功效主治】

功效　泻下攻积，清热泻火，止血，解毒，活血祛瘀。

主治　①用于大便燥结，热结便秘等属实证者。②用于火热上炎引起的目赤，咽喉肿痛，牙龈肿痛等。③用于血热妄行引起的吐血、咯血等症。④用于瘀血凝滞引起的产后腹痛，月经不通，跌打损伤等症。⑤外敷用于热毒疮疖及烧烫伤。

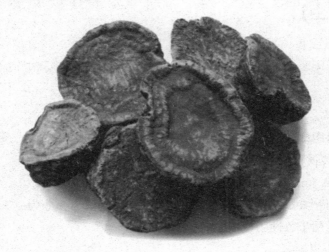

【类似药物比较】

正品大黄，根呈圆柱形、圆锥形或不规则块状，外皮棕褐色，除去外皮表面黄棕色至红棕色，质坚实，断面淡红棕色，木部发达，具放射纹理，根茎横切面髓部较宽，可见星点，排列呈环状或散状，气清香，味苦而微涩，嚼之粘牙，有沙砾感。

伪品大黄，根呈圆柱形或纵剖成不规则条块状，外皮棕褐色，多已刮除，表面黄棕色，横断面橙红色至黄棕色，根木部宽广，射线细密，红棕色，根茎横切面无星点，气不清香而浊，味先涩后苦。

【注意事项】

1. 大黄入煎剂应后下，或用沸水泡服，否则会减弱药效。

2. 服用大黄后，其色素会从小便或汗腺中排泄，故小便、汗液可出现黄色。

3. 女性胎前产后、怀孕期、月经期、哺乳期忌用。

4. 脾胃虚弱、气血虚弱、无积滞或无瘀血者忌用。

5. 阴疽或痈肿溃后脓清、正气不足者慎用。

【药膳养生】

1. 泻热润燥

大黄蜂蜜茶：大黄 20 克，沸水 200 毫升，闷泡 15 分钟，加入蜂蜜适量，代茶饮。可用于胰腺炎发作期。

2. 清热，泻火，消食，去脂

大黄消脂绿茶：绿茶 6 克，大黄 2 克，沸水冲泡 5 分钟，每日 1 剂，分为 2~3 次服用。适用于肥胖症、高脂血症患者。

3. 润燥

滑肠剂：大黄 9 克，研末，加入适量的蜂蜜调匀，分为一天 2 次，温水冲服。适用于急性肠梗阻患者。

4. 活血通淤

大黄活血汁：大黄 50 克，捣碎，用沙布包好，水煎 15 分钟左右，分为早晚各一次泡脚，每次浸泡 20 分钟左右，每天更换 1 次大黄。此方适用于血管淤阻患者，对治疗静脉曲张有较好的效果。

【古今验方】

1. 治疗外痔

大黄 50 克，水煎 1 分钟，加入鸡蛋 2 枚，再煮 20 分钟，早晚各 1 枚，煮过鸡蛋的水，晚上用来洗患处。

2. 治疗腮腺炎

大黄 1.5~3 克，研末，用醋适量调糊，涂于纱布上，厚 2~3 毫米，外敷患处，用胶布固定，连续 3~5 天。

3. 治疗湿性脚癣

大黄、扁蓄各 10 克，蛇床子 15 克，水煎，过滤留汁，泡脚，每日 1 次。另用癣药水外涂患部，早晚各 1 次。患湿性脚癣者，可尝试该方。

4. 治疗粉刺

大黄 20 克，雄黄 20 克，白芷 20 克，研细末，装瓶备用，每次取药末适量，用水调稀糊，外敷患处，每晚 1 次，14 日为 1 个疗程，连续 2~3 个疗程。

番泻叶

性味归经：味甘、苦，性寒，归大肠经。

临床常用泻药

　　番泻叶具有泻下导滞的作用，是临床中常用的泻药。《饮片新参》中记载，番泻叶"泄热，利肠腑，通大便"。现代药理研究显示，番泻叶还具有抗菌、止血及松弛肌肉、解痉等作用。近几年，在临床上番泻叶还被广泛用于急性胃及十二指肠出血、急性胰腺炎、胆囊炎、胆结石等疾病的治疗中。

【番泻叶小档案】

　　狭叶番泻叶主产于热带、东非洲的近海及岛屿，阿拉伯南部及印度西北部和南部地区，尖叶番泻叶主产于埃及尼罗河流域，我国广东、广西、云南等地均有栽培。属豆科植物，狭叶番泻叶或尖叶番泻叶的叶片均可入药。狭叶番泻叶一般在开花前摘叶，阴干；尖叶番泻叶一般在果实成熟时摘叶，晒干。现代研究发现，狭叶番泻叶含番泻叶苷、芦荟大黄素双蒽酮苷、芦荟大黄素葡萄糖苷、大黄酸、芦荟大黄素、棕榈酸、硬脂酸等成分；尖叶番泻叶含有番泻叶苷、芦荟大黄素、异鼠李素、山奈酚等成分。

【功效主治】

　　功效　泻下导滞。
　　主治　①适用于热结便秘患者。②用于急性积滞、肠道闭塞等症。

【真伪鉴别】

正品狭叶番泻叶，呈长卵形或卵状披针形，全缘，叶端尖，叶基稍不对称，上表面黄绿色，下表面浅黄绿色，无毛或近无毛，叶脉稍隆起，革质，气微弱而特异，稍有黏性；正品尖叶番泻叶，呈披针形或长卵形，略卷曲，全缘，叶端短尖或微突，叶基不对称，两面均有细短毛茸，叶脉稍隆起，革质，气微弱而特异。

伪品为耳叶番泻叶，无泻下功效，呈椭圆形或倒卵形，叶端钝圆或微凹，具刺尖，基部大多不对称，全缘，上表面黄绿色，下表面灰绿色，主脉突出，两面均有较多毛茸，尤以主脉基部及小叶柄处毛茸最密。

【注意事项】

1. 番泻叶不宜久服多服，会引起肠道炎症性充血和蠕动增加，产生恶心、呕吐、腹痛等不良反应，并导致体内水分随粪便排出体外，体内水分不足，皮肤干燥发痒，甚至加重便秘。

2. 可与木香、藿香等药物同用，以减少番泻叶的副作用。

【药膳养生】

1. 润肠通便

番泻叶蜂蜜茶： 番泻叶适量，沸水冲泡，稍温后，加入蜂蜜适量，调匀即可，适用于肠燥便秘、口气混浊等症。

2. 益气养血，润燥通便

番泻叶鸡蛋汤： 番泻叶 6 克，鸡蛋 1 个，菠菜少许，盐、味精各适量。番泻叶水煎，滤渣留汁，倒入打碎的鸡蛋，加菠菜、盐、味精，煮沸即成。适用于实热型便秘。

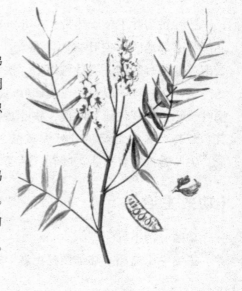

【古今验方】

1. 治疗便秘

番泻叶 6 克，生玉竹 15 克，水煎，过滤留汁，加入蜂蜜适量。适用于大便干结或不通者。

2. 治疗单纯性肥胖

胡黄连 10 克，番泻叶 10 克，生大黄 10 克，生地 15 克，夏枯草 12 克，草决明 12 克，水煎，分为早中晚 3 次服用，连续 15～45 天。对单纯性肥胖者有奇效。

3. 断乳

番泻叶 4 克，沸水冲泡，代茶饮。适用于因病或其他原因不能授乳，或婴儿长至两岁左右需断奶者。

4. 滋肾润肠，泻实通便

肉苁蓉 20 克，番泻叶 6 克，桃仁 9 克，厚朴花 9 克，郁李仁 9 克，水煎服，2 日 1 次。适用于老年阴虚、肠道实热引起的习惯性便秘等。

牵牛子

又名：二丑、黑白丑。

性味归经：味苦、辛，性寒；归肺、肾、大肠经。

治肝硬化腹水之常用药

牵牛子有毒，药性峻猛，少量使用能够通便，多量使用则泻下如水，用于腹水、水肿等。《本草纲目》记载，牵牛"治水气在肺、喘满肿胀、下焦郁遏、腰背肿胀、大肠风秘及气秘卓有殊功。但病在血分及脾胃虚弱而痞满者，则不取快一时及常服，暗伤元气也"。现代临床上，牵牛子主要被应用于肝硬化腹水、慢性肾炎水肿、脚气、胃痛及十二指肠溃疡等疾病的治疗中。

【牵牛子小档案】

牵牛子又叫做黑丑、白丑、二丑、喇叭花。花期每年6~9月，果期每年7~10月。生于山野灌丛中、村边、路旁；宜栽培。牵牛子在全国大部分地区均有分布，属于旋花科植物，裂叶牵牛或圆叶牵牛的成熟种子均可作为中药材使用。表面灰黑色者，称为黑丑；表面淡黄色者，称为白丑。一般秋季果实成熟时割取全株，晒干，打下种子，再晒干，生用；或用小火炒至微鼓，放凉，即为炒牵牛子。

【功效主治】

功效 泻下，逐水，杀虫，去积。

主治 ①用于积滞便秘患者。②用于水肿、腹水、大小便不利等症。③用于痰湿壅肺引起的咳嗽喘急等症。④用于蛔虫、姜片虫、绦虫等引起的虫积腹痛。

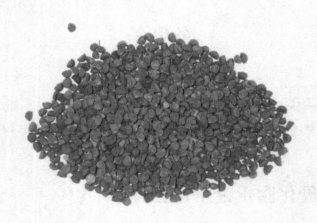

【鉴别选购】

有种说法认为"黑丑泻水利尿的作用较强，白丑治疗痰湿壅肺引起的咳嗽喘急较好"，但现代研究分析，黑丑与白丑并无区别，无须分用，可将两者混合，打碎，同等使用。

1. 牵牛子需打碎入煎剂，常用量为 3~10 克。大剂量使用牵牛子会引起呕吐、腹痛、腹泻、黏液性血便、血尿，甚至昏迷、语言障碍等不良反应。炒牵牛子副作用较生牵牛子少。

2. 孕妇忌用。

3. 体质虚弱、脾胃虚弱或气虚腹胀者，不宜用。

4. 用于痰湿壅肺引起的咳嗽喘急时只可暂用，不宜久服。

5. 牵牛子不可与巴豆同用。

【药膳养生】

1. 通便，下气，泻水，消肿

牵牛子粥：粳米适量煮粥，再加入牵牛子末 1 克、生姜 2 片，稍煮，空腹食用，从小量开始逐渐增量。适用于大便秘结、小便不利、水肿膨胀、脚气浮肿。

2. 行气消积，润肠通便

三子润便茶：苏子 15 克，莱菔子 20 克，牵牛子 10 克，用沸水冲泡，代茶饮，可冲泡 3~5 次。

蜂蜜牵牛子丸：黑牵牛子 30 克，桃仁 15 克，捣碎，加入蜂蜜适量调匀，制药丸，每丸 10 克，每日饭前 1 次，每次 2 丸，连续 7 日为 1 个疗程。适用于热结便秘。

【古今验方】

1. 杀虫驱蛔

炒牵牛子 60 克，炒槟榔 30 克，使君子肉 50 粒，研细末，每次 3~5 克同白糖适量和匀后 1 次服下，每日 1 次，连续 3 天。适用于小儿蛔虫病。

2. 治疗腹痛

炒牵牛子 50 克，研细末，红糖水冲服，每次 2 克，每日 3 次。适于气滞腹痛、食积腹痛。

3. 治疗小儿夜啼

牵牛子 7 粒，研末，温水调糊，外敷于小儿脐部。

4. 治疗麻疹

牵牛子 15 克，白矾 30 克，面粉少许，共研末，醋调，外敷于足底涌泉穴。适用于麻疹患者。

5. 泻火止呕

黑牵牛 120 克，枳实 18 克，厚朴 18 克，酒炒马蹄大黄 45 克，槟榔 18 克，三棱 18 克，莪术 18 克，制丸，如菜子大，空腹时服用。适用于内热腹痛，热气上冲而呕。

火麻仁

又名：大麻仁、麻子仁。
性味归经：味甘，性平；归脾、大肠经。

润肠通便之良药

火麻仁为植物种子，含有丰富的脂肪油，能够润燥滑肠，兼有滋养补虚的作用，因此适用于体质虚弱、津血枯少引起的肠燥便秘。《药品化义》中记载，"麻仁，能润肠，体润能去燥，专利大肠气结便秘，凡年老血液枯燥、产后气血不顺、病后元气未复、禀弱不能运行者皆治"。现代药理实验证明，火麻仁还有降血压、阻止血脂

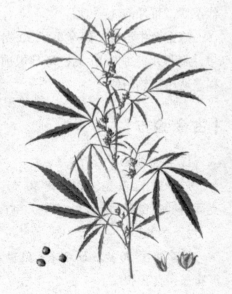

上升的作用。

【火麻仁小档案】

火麻仁全国各地均有分布，属于桑科一年生草本植物，大麻的成熟种子可以作为中药材使用，一般秋季果实成熟时割取全株，打下种子，晒干。现代研究显示，火麻仁中主要含有硬脂酸、花生酸、豆蔻酸、木蜡酸、棕榈酸、亚油酸、亚麻酸、豆甾醇、麦角甾醇、胆碱、葫芦巴碱等成分。

【功效主治】

功效　润肠通便，润燥生发，杀虫。

主治　①用于老人、产妇、体弱者肠燥便秘。②用于血虚头发脱落不生者。③用于癞疮患者。

【注意事项】

火麻仁最好打碎后再入煎剂，常用量为10~15克。

【药膳养生】

1. 润肠通便

紫苏麻仁粥：火麻仁15克，苏子10克，捣烂，加水研磨，取汁，与粳米适量，煮粥。适用于产妇体虚肠燥、大便干结等症。

2. 下气，通便

火麻仁粥：火麻仁30克，水煎，过滤留汁，加入粳米适量煮粥，空腹服用。适用于老年人习惯性便秘，大便数日1次，腹胀者。黄芪苏麻粥：火麻仁50克，黄芪10克，苏子50克，烘干研末，加水适量，搅匀，待粗粒下沉后，取药汁，加入粳米适量煮粥。适用于气虚便秘者。

芦荟

又名：捞投、捞兜。
性味归经：味苦，性寒；归肝、大肠经。

人类的保健品

芦荟具有泻下、清肝、杀虫的作用，最初在公元前两汉时期，通过丝绸之路传入中国。《开宝本草》中记载，芦荟"治热风烦闷、胸一膈间热气、明目镇心、小儿癫痫惊风"。《本草汇言》中记载，"芦荟，凉肝杀虫之药也"。联合国粮农组织（FAO）已将芦荟列入"21世纪人类的保健品"之中，可见，芦荟的医疗保健价值、营养价值已逐渐引起人类的关注。

【芦荟小档案】

库拉索芦荟主产于非洲北部、南美洲西印度群岛，好望角芦荟主产于非洲南部。我国广东、广西、云南、福建等地均有栽培。芦荟属百合科植物，库拉索芦荟、好望角芦荟的叶茎切断流出的汁液可入药。现代研究发现芦荟中含有160多种化学成分，包括芦荟大黄素苷、多糖、葡萄糖苷、脂质、维生素等多种成分。

【功效主治】

功效 泻热通便，清肝，杀虫。
主治 ①用于热结便秘、习惯性便秘等属实证者。②用于肝经火盛引起的头晕、头痛、胁痛、目赤、躁狂易怒等症。③用于小儿虫积腹痛或疳

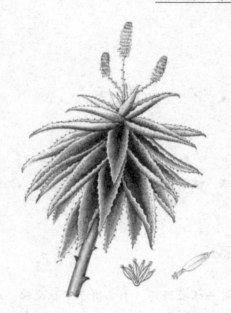

积等症。④外用治疗癣疮。⑤用于防治溃疡，促进伤口愈合。

【注意事项】

1. 芦荟有臭气，不入煎剂。

2. 脾胃虚寒者忌用。

3. 孕妇及下部有出血倾向者忌用。

【古今验方】

1. 治疗气管炎

芦荟汁 20 克，蜂蜜 50 克，分早晚两次服用。适用于气管炎、哮喘、咽喉炎、鼻炎等患者。

2. 治疗脚癣

用白酒泡芦荟，待芦荟由绿变黄，取酒滴于患处，每日数次。

3. 治疗皮肤暗黄多斑

芦荟汁适量，睡觉前敷面；或在芦荟汁中加入蜂蜜适量，制面膜敷脸。

巴豆

又名：老阳子。
性味归经：味辛，性热；归胃、大肠、肺经。

治寒积便秘

巴豆有大毒，是一味峻泻药，主要用于寒积便秘、水肿、腹水、痰涎壅盛、气急喘促等症。《本草通玄》记载，巴豆"秉阳刚雄猛之性，有斩关夺门之功，气血未衰，积邪坚固者，诚有神功，老羸衰弱之人轻妄投之，祸不旋踵。巴豆、大黄，同为攻下之剂，但大黄性冷，腑病多热者用之。巴豆性热，脏病多寒者宜之"。须注意，巴豆不宜直接内服，常制成巴豆霜以降低毒性。

【巴豆小档案】

巴豆主产于四川、广西、云南、贵州等地。属大戟科植物，巴豆的成熟种子可入药，一般秋季果实成熟尚未开裂时采摘，晒干，去果壳，取出种子，用米汤或面汤浸拌，在日光下暴晒或烘裂，去皮，取仁，炒焦黑，即为巴豆炭；或碾碎，用吸油纸包裹，加热微烘，压榨去油，研细，过筛，经此工序制造出的即为巴豆霜。

【功效主治】

功效 泻寒积，逐水，祛痰，蚀疮。

主治 ①用于寒积便秘者。②用于水肿、腹水患者。③用于痰涎壅盛、气急喘促，或肺痈痰多腥臭等症。④用于疮疡化脓未溃破，其腐蚀作用，能腐蚀皮肤，促使溃破。⑤用于女性经闭。

【注意事项】

1. 巴豆有大毒，非急症必须时，不得轻易使用。

2. 非寒实积滞或体虚者忌用。

3. 孕妇忌用。

4. 服巴豆后不宜食热粥、喝热水等吃温热食物，亦不可饮酒，否则会加剧腹泻。如果泻下不止，可食冷粥，喝冷大豆汁，也可用黄连、黄柏或绿豆水煎冷服，缓解腹泻。

5. 巴豆不可与牵牛子同用。

【古今验方】

治疗面神经麻痹

巴豆 3~5 枚，研细，与 75% 乙醇（酒精）或烧酒 500 毫升，炖热，外熏面瘫之手掌心劳宫穴，每次 1~2 小时，重者 4 小时，每日 1 次，5 次为 1 个疗程。

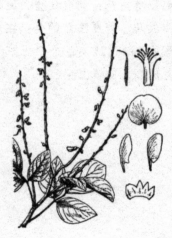

第七章　止咳平喘类中草药

　　止咳平喘药是以减轻或制止咳嗽和喘息为主要作用的一类药物，包括苦杏仁、白果、银杏叶、枇杷叶、苏子、百部、款冬花、紫菀等。中医理论认为，咳嗽主要与肺有关，而喘息主要与肺和肾有关。外感或内伤伤及肺脏，导致肺气上逆，即会引起咳嗽和喘息。如果伤及肾脏，肾不纳气，则会呼多吸少，引起喘息。在临床中患者常会兼见其他症状，需要配伍其他类药物，才能更好地治疗咳喘之症。如部分患者兼有痰多痰稠，需要配伍化痰药；兼有里热，配伍清热药；兼有气虚，配伍补气药；兼有阴虚火旺，配伍滋阴降火药。需要注意的是：在麻疹初期，不宜应用止咳药，否则会影响麻疹的透发；个别止咳平喘药具有麻醉镇咳定喘的作用，容易成瘾，应慎用。

苦杏仁

又名：杏仁。
性味归经：味苦，性微温；归肺、大肠经。

肺虚咳喘之要药

苦杏仁有毒，但却具有止咳平喘、润肠通便的作用，适用于多种咳喘，临床应用时需要经过加工炮制才可入药。《本草求真》中记载，"杏仁有发散风寒之能，复有下气平喘之力……凡肺经感受风寒而见、咳嗽胸满便秘……无不可调治"。现代研究证明，苦杏仁所含成分能够防癌抗癌，分解人体内的致癌物质，杀死癌细胞，阻断癌细胞的营养来源，抑制癌细胞生长，降低前列腺癌、肺癌、结肠癌、直肠癌的发病率。

【苦杏仁小档案】

杏属蔷薇科植物，主产于我国东北、内蒙古、华北、西北、新疆、长江流域等。药用部位为山杏、西伯利亚杏以及东北杏的干燥成熟种子。一般在夏季采收果实，除去果肉及核壳，晒干，投入沸水中，翻动片刻，取出，再放入冷水中浸泡，除去种皮，晒干；或用小火炒至黄色，即为炒杏仁；或用吸油纸包裹，压榨出油脂，制杏仁霜。目前有许多种不同的杏仁产品，如杏仁露、五香杏仁、杏仁巧克力等食品，既营养又防病，深受大众欢迎。

【功效主治】

功效　止咳平喘，润肠通便。

主治 ①用于多种类型的咳喘症。②用于肠胃燥热或肠液亏虚引起的便秘。③杏仁霜几乎没有通便作用，可用于大便稀薄而咳喘者；炒杏仁可用于体虚脾胃虚弱而咳喘者。

【真伪鉴别】

苦杏仁、甜杏仁、桃仁3种药材在外观性状上非常相似，容易混淆。

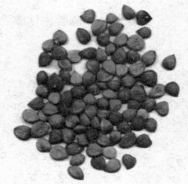

1. 苦杏仁、甜杏仁均呈偏心脏形，顶端略尖，基部钝圆，表面红棕色，都有子叶2枚。苦杏仁左右不对称，有自茎部发出脉状条纹和细微纵皱，顶端有不明显珠孔，一侧有微突起的条状种脐，种皮薄，富油性，水研磨有苦杏仁特有的香气。而甜杏仁左右对称，种脊明显，种皮较苦杏仁厚，子叶接合处有空隙。

2. 桃仁呈扁平长卵形，表面黄褐色或赤褐色，有自茎部发出的放射状维管束纹，尖端一侧边缘有微突起的深色条状种脐，种皮薄，易剥去，内有富含油质的子叶2片。

【注意事项】

1. 苦杏仁有微毒，所含成分苦杏仁苷水解会生成氢氰酸，适量使用可治疗疾病，过量服用则会中毒。

2. 婴儿、阴虚劳嗽、大便稀薄者慎用。

【药膳养生】

1. 宣肺痰，止咳平喘

杏仁粥：苦杏仁5克，粳米50克，冰糖适量，煮粥。适用于老年人咳喘。服用期间，饮食不宜过饱，需清淡，忌食油腻、辛辣（辣椒、大蒜、洋葱等）的食物，不宜饮用浓茶、咖啡、酒、可乐等。

2. 清肺，降气，除痰

萝卜杏仁煮牛肺：萝卜500克切块，苦杏仁15克去皮尖，牛肺250克以沸水烫后加姜汁、料酒大火炒，加水适量，将上述材料同煮，冬、春季每周2~3次。适用于肺虚咳喘、慢性支气管炎等。

【古今验方】

1. 治疗牙痛

苦杏仁7个，大蒜7个，捣碎成泥，外敷太阳穴，然后用胶布固定4~8小时，1~2次即可。适用于牙周炎、牙髓炎等引起的牙痛。左侧牙痛外敷右侧太阳穴，右侧牙痛外敷左侧太阳穴。

2. 治疗黄水疮

去皮的杏仁1个，用微火烤至焦黄色，在清洁后的水磨石上研出油，备用。先用75%的酒精清洁疮面及周围皮肤，然后用干棉球将渗液及脓痂清理干净，再用棉签蘸杏仁油涂于患处，不需要包扎，暴露患处，治疗1~3次。

3. 治疗慢性气管炎

带皮苦杏仁与等量冰糖研碎，混匀。每天早、晚各服10克，10天为1个疗程。

4. 润肺止咳

甜杏仁炒熟，每日早、晚嚼食7~10粒。用于老年肺虚咳嗽、干咳无痰。

白果

又名：银杏、白果仁。

性味归经：味甘、苦、涩，性平；归肺经。

平喘兼化痰　治喘咳之常用药

白果有毒，具有润肺平喘、行血利尿等功效，可以治疗肺结核、哮喘、遗精、小便频数等。在民间因其果核白色，故称为"白果"，但古时皇帝认为"白色"为不祥之兆，白果如白银又似杏，所以就有了"银杏"之名。《本草纲目》记载，白果"熟食之温肺益气，定咳嗽，缩小便，止白浊；生食除痰，消毒治虫"。"然食多（白果）则收令太过，令人气壅胪胀昏顿。"所以，白果不可多吃，尤其不可生食过多。

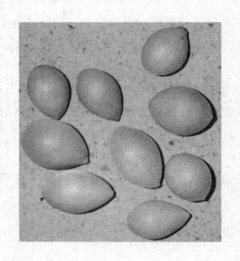

【白果小档案】

白果属银杏科落叶大乔木，主产于广西、江苏、四川、河南、辽宁、山东等地。药用部位为银杏的干燥成熟种子。一般在秋季种子成熟时采收，除去肉质种皮外层，洗净，稍蒸或略煮，烘干，炒熟至有香气，即为炒白果。白果生用毒性大，需严格控制剂量。加热后毒性减小，因此炒白果多用。现代研究证明，白果的主要成分为蛋白质、脂肪、淀粉、氰苷、胡萝卜素、维生素、硫胺素、核黄素、烟酸、多种氨基酸、钙、磷、铁等，外种皮含有毒成分白果酸、氢化白果酸、白果酚、白果醇等。

【功效主治】

功效　敛肺平喘，止带缩尿。

主治　①用于哮喘、痰嗽等。②用于脾肾亏虚带下清稀、白浊、小便频数、遗尿等。

【鉴别选购】

挑选白果，以粒大、光亮、壳色白净为鲜品，用手摇之，无声音的果仁饱满。如果壳色泛糙米色，往往是陈货，用手摇之有声音的，也往往是陈货。

【注意事项】

1. 白果有毒，不宜大量食用或生食。多食会引起中毒，如恶心、呕吐、腹胀、腹痛、腹泻、头痛、惊厥、抽搐、呼吸困难、昏迷等，甚至引起心力衰竭、呼吸衰竭。如有中毒反应出现，可服用鸡蛋清或活性炭以减轻毒素的继续吸收，或用甘草 30 克，水煎服，或用白果壳 30~60 克，水煎服，并立即送医急救。

2. 儿童服用白果需谨慎。

3. 白果药性收敛，咳嗽痰稠不利者慎用。

【药膳养生】

1. 益气止咳，涩肠止带

白果粥：炒白果 10 克，豆腐皮 50 克，山药 30 克，粳米 50 克，煮粥。适用于老人肺虚咳嗽、尿频、小儿遗尿、女性白带异常等。

2. 益气固肾，降低血压

香菇白果：香菇 150 克水发后挤干，白果 10 粒油炸后去皮、胚芽，先将香菇和白果略炒，加入盐、糖、高汤、酱油、鸡精各适量，用大火烧沸，再改用小火炖，用水淀粉勾芡，淋上麻油，即成。主治脾胃虚弱引起的食欲不振、肾虚气喘、高血压、高脂血、冠心病等。

3. 涩肠止带，益气止泻

白果蛋：生鸡蛋 1 枚，生白果（去种皮、胚芽）2 粒，将鸡蛋一端开一小孔，白果仁塞入蛋内，用纸封住蛋孔，隔水蒸。适用于女性白带过多、小儿虚寒腹泻等。

4. 祛斑、润肠

白果雪梨汤：炒白果 10 克，雪梨 3 个（切小块），白菊花 5 朵，一同水煮，白果熟烂后，加牛奶 200 毫升，稍煮，再加入蜂蜜适量。

【古今验方】

1. 治疗支气管炎、咳嗽、痰喘

白果 10 克，炒后去壳，将白果仁煮熟，加入蜂蜜适量服用。

2. 润肺止咳

炒白果 50 克捣碎，核桃仁 50 克捣碎，陈茶 50 克略烘为细末，蜂蜜 100 克，小火煮至黏稠，放凉，分次适量服用。适用于久咳不愈、虚劳咳嗽的辅助治疗。

3. 降血压

白果 15 粒，枸杞子 18 克，小火水煎约 20 分钟至白果熟烂为度，睡前服用。适用于肝肾阴虚、阴虚阳亢引起的高血压等。

枇杷叶

又名：杷叶。

性味归经：味苦，性平；归肺、胃经。

清热、化痰、止咳之常用药

枇杷叶是传统止咳平喘的常用药物，有化痰止咳、和胃降逆的功效。

《新修本草》中记载，枇杷叶"主咳逆，不下食"。《本草纲目》中记载，"和胃降气，清热解暑毒，疗脚气（以足胫麻木、酸痛、软弱无力为主症的一种维生素缺乏病，并非西医中真菌感染引起的脚气)。"

【枇杷叶小档案】

枇杷属蔷薇科常绿小乔木，主产于中南及陕西、甘肃、江苏、安徽、浙江、江西、福建、台湾、四川、贵州、云南等地。药用部位为枇杷的叶，全年均可采收。将枇杷叶晒至七八分干时，扎成小把，再晒干，除去杂质，刷去叶背的绒毛，用水喷润，切丝，干燥，即为生枇杷叶；或用炼蜜拌枇杷丝，炒至不粘手，即为蜜炙枇杷叶。化痰止咳宜用蜜炙枇杷叶，和胃降逆宜用生枇杷叶。现代研究发现，枇杷叶中含有皂苷、苦杏仁苷、橙花叔醇、金合欢醇、酒石酸、乌索酸、柠檬酸、齐墩果酸、鞣质、维生素等。

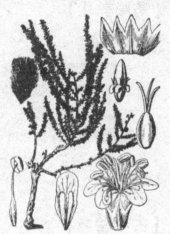

【功效主治】

功效 化痰止咳，和胃降逆。

主治 ①用于肺热引起的咳嗽、咯痰黄稠、口苦咽干等。②用于胃热引起的呕吐。

【真伪鉴别】

枇杷叶易与大花五桠果叶混淆。枇杷叶呈长圆形或倒卵形，先端尖，基部楔形，边缘有疏锯齿，上表面灰绿色、黄棕色或红棕色，较光滑，下表面密布黄色绒毛，主脉显著突起，侧脉羽状，叶柄极短；大花五桠果叶，呈倒卵形或倒卵状长圆形，先端钝圆，偶有尖，基部楔形，边缘具疏小齿，上表面棕褐色，仅叶脉长着稀疏的短毛，下表面棕色，也长着浅棕红色短粗毛，主脉明显突起，侧脉羽状，叶柄长2~4厘米。

【注意事项】

1. 枇杷叶苦降，因此胃寒呕吐，风寒咳嗽者不宜用。

2. 大量服用新鲜枇杷叶可引起中毒导致共济失调（指肌力正常的情况下运动的协调障碍）。

【药膳养生】

1. 防治青春痘

枇杷菊花粥： 枇杷叶 9 克，菊花 6 克，生石膏 15 克，用纱布包好，水煎，留汁，加入粳米 60 克，煮粥。每日 1 剂，分为数次服用。有一定食疗作用。

2. 治疗肺热型痤疮

枇杷绿豆粥： 枇杷叶 15 克，玫瑰花 10 克，用纱布包好，与绿豆 30 克、海带 30 克同煮 15 分钟，加入红糖适量，稍煮即可。喝汤吃海带和绿豆。

【古今验方】

1. 治疗慢性咽炎

黄芪 50 克，白术、防风、玄参、麦冬、山豆根、枇杷叶、丹参各 20 克，桔梗、当归各 10 克，白花蛇舌草 30 克，甘草 5 克，随症加减，水煎，每日 1 剂，10 剂为 1 个疗程，连续 3 个疗程。

2. 改善肌肤粗糙，消除皮肤炎症

生枇杷叶用纱布包好，放入浴缸，先放冷水，再逐渐调热，因干燥的枇杷叶在冷水中更能发挥作用。或先将枇杷叶 50 克水煎，熬浓汁，再倒入洗浴水中。洗浴后能够令肌肤细滑。需要注意，枇杷叶上的绒毛一定要除净。

3. 清肺胃之热

枇杷叶 10 克，沸水冲泡，代茶饮。适于肺胃热的痤疮患者。

4. 治疗小儿蛲虫

新鲜枇杷叶适量，刷去绒毛，洗净，水煎 1 小时，等药液浓缩过滤，每 200 毫升药液中含生药 100 克，患儿于睡前及晨起空腹各服 100 毫升。

苏子

又名：黑苏子、紫苏子。
性味归经：味辛，性温，归肺、大肠经。

辛温不燥　消痰止咳

　　紫苏是一种常用中药，其叶、种子，枝茎均可入药，宋仁宗曾命翰林院制定消暑的汤饮，其中"以紫苏熟水为第一"。苏子是紫苏的种子，具有消痰平喘、润肠通便的作用。《本草纲目》中记载，紫苏能"下气、除寒中，其子尤良。""除寒热，治一切冷气。"补中益气，治心腹胀满，止霍乱转筋，开胃下食，止脚气，通大小肠。"通心经，益脾胃，煮饮尤胜，与橘皮相宜。……以叶生食作羹，杀一切鱼肉毒。"

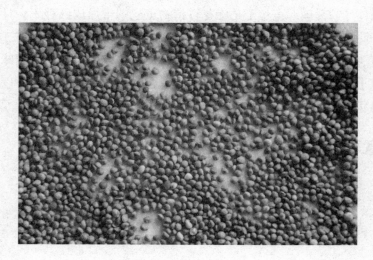

【苏子小档案】

苏子主产于湖北、山东、浙江、黑龙江、河南、四川、河北等地。药用部位为紫苏的干燥成熟果实。紫苏属唇形科，为一年生草本植物。一般在秋季果实成熟时采收，晒干，用小火炒至有爆声，即为炒苏子；或用炼蜜拌苏子，炒至不粘手，即为炙苏子。炒苏子药性和缓，炙苏子润肺止咳。现代研究发现，苏子中的主要成分包括蛋白质、不饱和脂肪酸、亚麻酸、亚油酸等。

【功效主治】

功效　消痰平喘，润肠通便。

主治　①用于痰阻气滞、咳嗽痰多、气逆作喘。②用于大便肠煤。③用于冠心病、高脂血等症。④用于蛇、犬咬伤。

【真伪鉴别】

苏子和菟丝子在颜色上、形状上非常相似，容易混淆。苏子呈圆球形，色黄黑，种皮有隆起网状花纹，一端有果柄根，手搓苏子可以闻到紫苏香气，牙咬易破。菟丝子是旋花科植物菟丝的干燥成熟种子，具有补肾益精、明目、止泻、固胎的功效，呈扁球形，两侧常凹陷，种皮微粗糙，一端有淡色的圆点，手搓无香气，牙咬不易破，咬破后微有苦涩味。如果将菟丝子放置于沸水中浸泡，其表面会有黏性感。加热至破，可以见到黄白色卷状的胚，形如吐丝。

【注意事项】

1. 苏子滑肠耗气，故脾虚大便稀薄、腹泻、气虚者忌用。
2. 阴虚喘咳者慎用。
3. 紫苏子与白苏子不可混用。

【药膳养生】

1. 降气消痰，止咳平喘，养胃润肠

苏子粥：苏子 10 克，粳米 50~100 克，红糖适量，将苏子捣成泥，与粳米、红糖同入砂锅内，加水煮至粥稠即成。每日早晚温热服食，5 天为 1 个疗程。适用于中老年人急慢性支气管炎及肠燥便秘。大便稀薄的老人忌服。

2. 祛瘀通便

苏子桃仁粥：桃仁 6 克，粳米 100 克，先用大火煮沸，再改用小火炖至八成熟时，加入苏子 20 克（烘干，研细末）、盐适量，煮熟即可，每日 1 次，每次吃粥 100 克。适用于肝炎血淤便秘者。

3. 润肠通便，养胃阴，益胃气

苏子麻仁粥：火麻仁、紫苏子各 40 克，粳米 50 克。将两药洗净，烘干，打成细粉，加入热水适量，用力搅匀，取药汁备用。粳米淘净入锅内，加入药汁，用中火徐徐煮熬成粥即成。每日 1 次，佐餐食用。本品是润燥之剂，适用于老年津亏便秘、产后便秘和习惯性便秘等症。

【古今验方】

1. 治疗蛔虫病

生苏子捣烂或咬碎嚼服，4~10 岁儿童 1 次服用 20~50 克，成人 1 次服用 50~70 克，每日 2~3 次，空腹服用，连续 3 日或更多。

2. 宣肺降气，清热化痰

白果 9 克，麻黄 9 克，苏子 6 克，甘草 3 克，款冬花 9 克，杏仁 9 克，桑白皮 6 克，黄芩 6 克，半夏 9 克，水煎服。适用于咳嗽痰多气急、痰稠色黄、微恶风寒等。需注意，半夏有毒，使用本方前需要咨询医生。

款冬花

又名：冬花、九九花。
性味归经：味辛，性温；归肺经。

润肺、化痰、止咳之良药

款冬花温而不热，辛而不燥，甘而不滞，为润肺、化痰、止咳之良药，因在冬天开花而得名。《本草衍义》中说，"百草中，唯此不顾冰雪最先春也，故世谓之'钻冻'，虽在冰雪之下，至时亦生芽……"《药品化义》记载，"冬花，顺肺中之气，又清肺中之血。专治、嗽逆上气、烦热喘促、痰涎稠黏、涕唾腥臭，为诸证之要剂，如久嗽肺虚，尤不可缺。"临床上，款冬花多与紫菀同用，成为化痰止嗽之佳品。

【款冬花小档案】

款冬属菊科，为多年生草本植物，主产于河南、甘肃、山西及四川等地。药用部位为款冬的花蕾，以朵大、色紫红、无花梗者为佳。一般在 12 月或地冻前花尚未出土时采挖，除去花梗及泥沙，阴干，用炼蜜（加入适量开水稀释）拌匀，焖透，用小火炒至不粘手，即为蜜炙款冬花。蜜炙款冬花偏于润肺止咳、肺虚咳喘。现代研究发现，款冬花中主要含有款冬花碱、款冬花酮、款冬二醇、黄酮苷、氨基酸、无机元素等。

【功效主治】

功效　润肺下气，止咳化痰。
主治　①用于一切咳嗽属于肺病者，不论外感内伤、寒热虚实，皆可用之。②肺虚、久嗽、肺寒痰多之咳嗽最为适宜。

【真伪鉴别】

款冬花中常有掺伪现象：

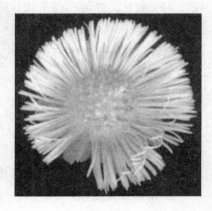

1. 掺矾款冬花，是用白矾（硫酸铝钾）溶于水后，均匀喷洒于款冬花上，以增加其重量，色泽淡，味微涩，质较硬而脆，手捻之发涩，细看有白色结晶小颗粒。

2. 掺盐款冬花，是用食盐水喷洒于款冬花上或用细盐拌入喷湿的款冬花中，以吸收水分而达到增重目的，色泽较药材原色深暗，味咸，质较重而柔润，易吸潮，盐多者有细小白色块状结晶。

3. 掺滑石粉款冬花，是用滑石粉"溶于"水后，均匀喷洒在款冬花上，或将滑石粉直接拌入款冬花中，以达到增重之目的，色较原药材淡而亮，表面手感滑，能染手，水洗液浑浊，呈乳白色。

【注意事项】

款冬花易散气助热，咳血或肺痈咳吐脓血者慎用。

【药膳养生】

1. 治疗肺虚久咳、咯血、痰多

款冬花猪肺粥： 款冬花、麦冬各 15 克，用纱布包好；猪肺 250 克煮至七成熟，切丁，与粳米 100 克、水适量同煮，粥熟后加盐、鸡精、葱、姜各适量。代早餐服用。

2. 润肺止咳

款冬花银耳汤： 款冬花 15 克，用纱布包好；雪梨 1 个去皮，切片，与银耳 30 克、冰糖 20 克、水适量、药包一起清炖，沸后 10 分钟取出药包，服用，宜常食。适合肺虚有热、肺燥咳嗽、痰中带血、咯血及老年性喘息等。

3. 润肺止咳

款冬花甘蔗茶：百合 15 克，款冬花 9 克，水煎 15 分钟后，倒入甘蔗纯汁 150 毫升，拌匀，代茶饮。适用于肺阴虚燥热引起的燥咳、痰少或无痰，偶见痰中带血丝、两颧潮红、口燥咽干等。需注意，风寒咳嗽有痰湿、脾胃虚寒溏泄者不宜用此方。

【古今验方】

1. 治疗口舌生疮

蛇床子 5~10 克，水煎，漱口。再用款冬花 10 克、黄连 10 克，研细末，加水适量，制成药饼，外敷患处，每日数次。

2. 治疗暴发咳嗽

款冬花 60 克，桑白皮 15 克，川贝母 15 克，五味子 15 克，杏仁 10 克，炙甘草 10 克，水煎服。

3. 治疗哮喘

款冬花 4 克，陈皮 3 克，茶叶 5 克，用开水冲泡，代茶饮，每日 1 剂。

银杏叶

又名：白果叶。
性味归经：味甘、苦、涩，性平；归肺、心经。

防治心、脑血管疾病

银杏叶有毒，具有敛肺平喘、治疗心脑血管疾病的作用，并有"植物

界的熊猫"之称。目前，银杏叶相应制剂
日益增多，现已被《美国药典》2000 年
版收录。银杏叶主要用于冠心病、心绞
痛、脑血管痉挛、血胆固醇过高等。

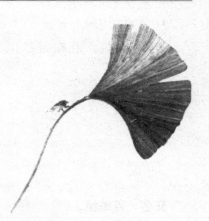

【银杏叶小档案】

　　银杏属落叶大乔木，主产于广西、江
苏、四川、河南、辽宁、山东等地，是中
国特有的珍贵树种，当今世界上银杏资源
70%以上为中国拥有。药用部位为银杏的叶，多在秋季叶尚绿时采收，晒
干备用。银杏叶有重要的药用价值，它含有多种药用成分，如：银杏黄酮
类、萜类内酯、生物碱、亚油酸、酚类、奎宁酸、抗坏血酸、白果酸、白
果酮等。目前临床上银杏叶制剂较为多用。

【功效主治】

　　功效　敛肺，平喘，止痛。

　　主治　①用于肺虚引起的咳喘等。②治疗冠心病、心绞痛、脑血管痉
挛、血液中胆固醇过高等。

【注意事项】

1. 银杏叶不宜当茶饮，也不宜长期连服。

2. 有过敏史者慎用。

3. 银杏叶药性偏凉，虚寒性心脏病和高脂血病人不宜服用。

【古今验方】

　　1. 治疗胸痹

　　鲜银杏叶洗净后蒸 15 分钟，晒干，放入铁器中贮存，每次 3～5 片，
用开水 200 毫升冲泡 15 分钟，代茶饮，上、下午各 1 次。适用于胸闷、胸
痛彻背、短气、喘息不得卧等。

2. 治疗淋巴结核破溃

银杏叶适量，用米醋浸泡 1 日，外敷患处，每日 1 次。

百部

又名：百条根。

性味归经：味甘、苦，性平；归肺经。

治肺痨、咳嗽之要药

百部能够润肺止咳，杀虫灭虱，为治疗肺痨、咳嗽之要药，亦为杀虫之要药。全球约有百部科百部属植物 10 种，可作药用者有 6 种。《名医别录》记载，百部"微温，有小毒，主治咳喘上气"。

【百部小档案】

百部属百部科，为多年生草本植物，主产于山东、河南、福建、安徽、江苏、广东等地。药用部位为直立百部、蔓生百部或对叶百部的干燥块根，一般在春、秋二季采挖。将百部置沸水中略烫或蒸至无白心，再晒干，用炼蜜拌百部片，小火炒至不粘手，即为蜜炙百部；或将百部片置笼内蒸约 1 小时，晒干，即为蒸百部。润肺止咳宜用蜜炙百部；蒸百部药性较平和，新久咳嗽皆可使用。

【功效主治】

功效　润肺止咳，杀虫灭虱。

主治　①用于新久咳嗽、寒热咳嗽、老年咳喘、百日咳、肺结核等，尤善治疗久咳虚嗽。②用于蛲虫病等寄生虫病。③外用治疗头虱、体虱、皮肤疥癣、湿疹、阴痒等。

【注意事项】

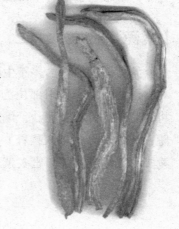

1. 有报道称，服用百部过量，会引起呼吸中枢麻痹。内服常用量为5~10克。

2. 百部易伤胃、滑肠，脾虚大便稀薄者忌用。

3. 热嗽、水亏火炎者禁服。

【药膳养生】

1. *止咳化痰*

百部粥：百部10克，水煎，过滤留汁，加入粳米30克，煮粥，熟后加入蜂蜜适量，每日2次，温服。适用于百日咳。

2. *润肺止咳*

百部茶：百部10克水煎，过滤留汁，加入蜂蜜适量，每日1剂。适用于新久咳嗽、寒热咳嗽等。

紫菀

又名：青菀、山白菜。

开泄肺气 化痰止咳

紫菀温而不热，润而不燥，性质平和，长于开泄肺气、化痰止咳。临床上多与款冬花配伍使用，是化痰止嗽的佳品。《本草正义》中记载，"紫菀柔润有余，虽曰苦辛而温，非燥烈可比，专能开泄肺郁……"

【紫菀小档案】

紫菀属菊科，为多年生草本植物，主产于河北、安徽等省及东北、华北、西北等地。药用部位为紫菀的干燥根及根茎，一般在春秋二季采挖。将紫菀除去母根及泥沙，编成辫状晒干，或直接晒干，切厚片，即为生紫菀；或用炼蜜（加入稀释）拌匀，小火炒至不粘手，即为蜜炙紫菀。生紫菀多用于咳嗽实证；蜜炙紫菀多用于肺虚久咳、肺燥伤阴。

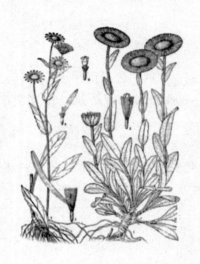

【功效主治】

功效 化痰止咳，通利小便。

主治 肺寒、肺热、肺虚、小便不通等皆宜。

【注意事项】

阴虚火旺燥咳及实热咳嗽者，不宜单用，需与适当药物配伍使用，方可奏效。

【古今验方】

1. 温肺散寒，化痰平喘

射干 12 克，麻黄 6 克，干姜 10 克，细辛 3 克，法半夏 15 克，紫菀 12 克，五味子 6 克，款冬花 12 克，甘草 6 克，大枣 5 枚，水煎服。适用于寒哮型哮症发作期。

2. 治疗慢性支气管炎

紫菀、桔梗、白前、荆芥、陈皮、生甘草各 10 克，水煎。每日 1 剂，分为 2 次服用。

3. 宣肺，止咳平喘，解痉

鸡蛋膜 12 个，麻黄 1.5 克，紫菀 10 克。鸡蛋膜焙干研末，水煎麻黄、紫菀，去渣，药汁送服鸡蛋膜粉。每日 1 剂。适用于百日咳初起。

第八章　化痰类中草药

　　化痰药是以祛痰或消痰为主要作用的一类药物，包括桔梗、贝母、栝楼、海藻、海蛤壳、昆布、黄药子、胖大海等。中医理论中所称之"痰"并不仅仅是指肺与气道病理性的分泌物，还包括脾虚聚湿所生之痰等。"痰"可分为有形之痰与无形之痰，有形之痰是人们可以见到的，如咳嗽伴有的咯痰；无形之痰却是见不到、摸不到的，是由于外感内伤、饮食不节，或劳逸失度引起肺、脾、肾、膀胱等功能失常，聚湿而生水，积水而成饮，饮凝而成痰。如风痰上扰、蒙闭清窍可以引起眩晕（高血压等）；脾胃功能失常、痰湿积聚、成膏成脂，引起肥胖等。寒痰、湿痰主要可引起咳痰色白清冷、怕冷胸闷、气喘、四肢倦怠、关节酸痛、肢体麻木、半身不遂、眩晕、瘰疬痰核等。热痰，燥痰主要可引起咳喘胸闷、痰稠、痰黄、咯吐不爽、癫病惊厥、瘿瘤瘰疬等。临床上应用化痰药时、常需与温散寒邪、燥湿健脾、清热泻火或养阴润肺等药物配伍使用，才能更好地发挥疗效，达到祛痰或消痰的目的。

桔梗

又名：苦桔梗、白桔梗。
性味归经：味苦、辛，性平；归肺经

化痰、止咳平喘之要药

桔梗具有开宣肺气、祛痰排脓的功效，为化痰、止咳、平喘之要药。《药性本草》中记载，桔梗能够"治下痢，破血，去积气，消积聚，痰涎，主肺热气促嗽逆，除腹中冷痛。主中恶及小儿惊痫"。现代研究表明，桔梗还具有抗炎、抗溃疡、降血压、扩张血管、解热镇痛、抗过敏等广泛的药理作用。

【桔梗小档案】

桔梗属桔梗科植物，主产于安徽、江苏、山东等地。药用部位为桔梗的干燥根，一般在种植后第2~3年的春、秋二季采挖，秋季采挖者体重体实，品质优良。在采挖后除去桔梗的残茎及泥土，刮去外皮，晒干，也可将鲜品切片、烘干、制成饮片，即为生桔梗；用炼蜜拌炒桔梗片，炒至蜜尽色黄，即为蜜炙桔梗。炙桔梗以润肺祛痰为强，多用于肺阴不足之咳嗽。

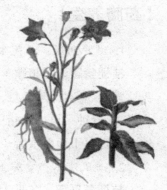

【功效主治】

功效 宣肺，祛痰，利咽，排脓，开提肺气。

　　主治 ①用于咳嗽痰多，寒、热均可用之。②用于肺痈引起的发热、咳吐脓血、痰黄腥臭等。③用于胸闷不畅、咽喉肿痛、音哑等。④用于下痢、里急后重、小便不利等。

【真伪鉴别】

　　近年来，在市场上发现的桔梗伪品多是霞草。正品桔梗呈圆柱形或略呈纺锤形，下部渐细，有的有分枝，略扭曲，表面白色或淡黄白色，不去外皮的表面黄棕色至灰棕色，具纵扭皱沟，并有横的皮孔样斑痕及支根痕，上部有横纹，有的顶端有较短的根茎或不明显，其上有数个半月形茎痕，质脆，断面不平坦，有棕色环层，皮部类白色，有裂隙，木部淡黄白色。霞草为石竹科植物丝石竹的干燥根，呈圆柱形或圆锥形，长短不等，表面黄白色，可见棕黄色外皮残迹，根头部常有分叉及多数突起的圆形支根痕，全体有扭曲的纵沟纹，体重质坚，不易折断，断面黄白色相间者为异型维管束。

【注意事项】

　　1. 服用桔梗过量会引起恶心呕吐。
　　2. 阳虚久咳及有咳血倾向者不宜用。
　　3. 桔梗不宜与猪肉同食。

【药膳养生】

　　1. 滋肾润燥，益气生津
　　桔梗猪腰汤：猪腰1个，切片，用油、盐、酒各适量拌匀，甜桔梗30克，党参30克，水适量，大火煮沸，加入大豆芽150克（去根），改用小火煮15分钟，再加入猪腰，小火煮15分钟。适用于咳喘、短气、口渴欲饮或常觉口干而多饮者。

　　2. 疏风清热，宣肺止咳
　　桔梗冬瓜汤：冬瓜150克，杏仁10克，桔梗9克，甘草6克，盐、大蒜、葱、酱油、味精各适量。冬瓜洗净，切块，放入锅中，加入油、盐煸炒后，再加适量清水，然后放入杏仁、桔梗、甘草一并煎煮，至熟后，以盐、大蒜等调料调味即成。食冬瓜饮汤。每日 1 剂，佐餐服食。适用于风邪犯肺型急性支气管炎患者。

3. 开肺化饮，祛痰止咳

鹌鹑桔梗汤：桔梗片 15 克，去核大枣 7 颗，鹌鹑 2 只，料酒 10 克，加水煮汤，调味即可。适用于肺源性心脏病患者。

【古今验方】

1. 治疗慢性支气管炎

生姜 30 克（切丝），桔梗 20 克，红糖适量，拌匀，放入保温瓶内，用开水浸泡 1 小时，代茶饮，微出汗为佳。

2. 解表散寒

桔梗 6 克，甘草 3 克，水煎 6 分钟，加入葱白 2 根，加盖焖 1~2 分钟，热服，早晚各 1 次。适用于感冒风寒引起的咽喉微痛、吞咽不利等。如伴有恶心呕吐，可在煎好的桔梗、甘草水中加入 15 克生姜片，再煮 2 分钟。

贝母

又名：川贝、浙贝。

性味归经：味甘、苦，性寒；归肺、心经。

治痰、止咳之佳品

贝母有很多种，如川贝母、浙贝母、皇冠贝母、平贝母等，但在临床应用中主要以浙贝母和川贝母为主。浙贝以产于浙江象山为优，故又称象贝；川贝以产于四川为佳，又分松贝、青贝、炉贝，以松贝为最优，其次是青贝与炉贝，在临床上统称川贝。浙贝具有清热化痰、散结消肿的功效；川贝具有清热化痰、润肺止咳、散结消肿的功效。《本草汇言》中记载，"贝母，开郁、下气、化痰之药也。润肺消痰，止下喘，则虚劳火结之证，贝母专司首剂。故配知母，可以清气滋阴……"

【贝母小档案】

贝母属百合科，为多年生草本植物。川贝母主产于四川、西藏、青海、甘肃、云南等地，浙贝母主产于浙江、宁波、杭州等地。川贝母的药用部位为干燥的鳞茎，一般在夏秋二季或积雪融化时采挖，晒干或低温干燥。浙贝母的药用部位为浙贝母的干燥鳞茎，一般在初夏植株枯萎时采挖，除去外皮，拌以煅过的贝壳粉，吸去浆汁，干燥；或取鳞茎，除去芯芽，趁鲜切厚片，干燥。皇冠贝母也属百合科，为多年生草本植物，植株粗壮，直立，高60~110厘米；花朵钟状下垂，通常开花3~6朵，着生于花枝上，花瓣6枚，基部黑色，花色为黄色、橙色及红色，花期在5~6月；叶披针形，浅绿色，互生；具鳞茎，由数枚鳞片组成，直径在15厘米左右。平贝母为百合科多年生草本植物，长于我国长白山地区，花朵呈钟形下垂，花色为暗紫色、内面有近方形黄色斑点。

【功效主治】

功效 川贝母清热化痰，润肺止咳，散结消肿；浙贝母清热化痰，散结消肿。

主治 ①用于咳嗽。川贝母善治阴虚燥热之肺虚久咳、痰少咽燥或痰中带血等；浙贝多用于外感风热或痰热郁肺的咳嗽。②用于瘰疬、乳痈、肺痈等。

【真伪鉴别】

1. 浙贝母又分为元贝母和珠贝母。元贝母为分离的肥厚鳞叶，半圆形，一面凸一面凹。外表面类白色或黄白色，有淡棕色斑痕，披白色粉末。内表面黄棕色，质地坚实。断面淡黄白色，富粉性。珠贝母为未去芯芽的完整鳞茎，呈椭圆形，表面类白，外层有鳞叶两枚及残茎，质结实而脆，易折断，断面白色、富粉性。珠贝母以鳞叶肥厚、质坚实、粉性足、断面白色者为佳。

2. 松贝呈类圆锥形或近球形，外层两鳞叶大小悬殊，大瓣紧抱小瓣，未抱部分呈新月形。顶部闭合，钝圆或稍尖。内有类圆柱形、顶端稍尖的芯芽和小鳞叶 1~2 枚。底部平，微凹。中心有一灰褐色鳞茎盘，偶有残存的须根。一般可以直立放稳，质硬而脆。断面白色，富粉性。以粒小、均匀、完整、质坚实、色纯白、具有光泽者为佳。青贝呈扁球形或圆锥形。外表面白色或浅黄棕色。外层两鳞叶大小相近，相对抱合。顶端多开裂。内有细圆柱形残茎和小鳞叶 2~3 枚。底部略平。一般可放稳，鳞茎盘微凹，质地较松贝略疏松，断面白色。炉贝呈长圆锥形，形似马牙状。表面黄白色，稍粗糙，常有黄棕色斑块。顶端尖，多开口，露出内部细小鳞叶 1~3 枚及一枚残茎（芯芽）。底部偏斜，钝圆或钝尖。不能直立。根蒂向外突出，质地较脆。断面白色，略显粗糙。

3. 贝母的常见伪品包括一轮贝母、光慈姑、草贝母等，除一轮贝母外，其他均不分瓣，临床使用时与正品贝母有明显区别。一轮贝母呈圆锥形或卵圆形，表面淡黄色或黄棕色，一侧有一浅纹沟，顶端渐尖，底部鳞茎盘突出，旁边有鳞叶，质坚硬，难折断，断面角质样。

【注意事项】

1. 无论是川贝母还是浙贝母都不宜与乌头类药物同愿。
2. 川贝母和浙贝母都不宜用于寒痰、湿痰的治疗。

【药膳养生】

1. 治疗老年慢性支气管炎、咳喘病

贝母黑米粥：黑米 100 克，生姜 5 克，煮粥。熟后，加入过筛的川贝母粉 5 克，拌匀服用。

2. 化痰，益气

贝母萝卜粥：粳米 30 克，用大火煮沸，再加入川贝母（研末）3 克、鲜萝卜 25 克，改用小火煮粥，熟后加入盐适量，早、晚餐时服用。适用于肺脾气虚引起的久咳痰少、气短乏力、小便不利、浮肿等。

3. 治疗百日咳

贝母蒸鸡蛋：浙贝母 2.5 克，鸡蛋 1 个，蒸熟食用。每日 1 剂，服用 2~9 天。适用于百日咳痉咳期。

4. 治疗结节性、囊肿性痤疮

贝母核桃粥：荷叶半张，贝母、核桃仁、山楂各 10 克，水煎，过滤留汁，加入粳米 60 克。每日 1 剂，连续服用 30 天。

5. 化痰止咳，润肺养阴

川贝母蒸梨：雪梨或鸭梨一个，川贝母 6 克，冰糖 20 克。将梨于柄部切开，挖去核；将川贝母研成粉末后装入雪梨内，用牙签将柄部复原固定，放大碗中加入冰糖，加少量水，隔水蒸半小时。将蒸透的梨和其中的川贝母一起食入。治疗久咳不愈、痰多、咽干、气短乏力。复有外感者不宜用。

6. 化痰止咳，清热散结

贝母粥：贝母粉 10 克，北粳米 50 克，冰糖适量。用北粳米、冰糖煮粥，待米开汤未稠时，调入贝母粉，改小火稍煮片刻，粥稠即成。每日早晚温服。适用于急慢性气管炎、肺气肿、气短乏力。复有外感者不宜用。

栝楼

又名：药瓜皮。

性味归经：味甘，性寒；归肺、胃、大肠经。

治胸痹之要药

栝楼为治疗胸痹（冠心病等）之要药。从南北朝时开始，渐有栝楼皮、栝楼仁分别入药，栝楼皮和栝楼仁均有清肺化痰的功效，栝楼皮兼能利气宽胸，栝楼仁兼能润肠通便。《本草述》中记载，"栝（瓜）楼实，阴厚而脂润，故于热燥之痰为治疗之药，若用之寒痰、温痰、气虚所结之痰、饮食积聚之痰，皆无益而有害者也。"现代药理研究发现，栝楼还具有抗肿瘤、抗菌、抗缺氧等功效

【栝楼小档案】

栝楼属葫芦科，为多年生草质藤本植物，主产于山东、河北、河南、安徽、浙江、江苏等地。药用部位为栝楼及双边栝楼的成熟果实，果皮和种子可分别入药，成熟种子称为栝楼仁，果实剖开，除去果瓤及种子称为栝楼皮，皮、仁合用称为全栝楼。一般在秋季采收，置通风处阴干，栝楼仁洗净，晒干；栝楼皮稍晾切丝，晒干。栝楼仁多用于燥咳痰黏、肠燥便秘；栝楼皮多用于痰热咳嗽、胸闷胁痛。

【功效主治】

功效 栝楼仁清肺化痰，润肠通便；栝楼皮清肺化痰，利气宽胸。

主治 ①用于肺热咳嗽、痰黄稠不易咯出等。②用于痰热互结引起的胸闷，按之则痛，吐痰黄稠等。③用于肠燥便秘。④用于肺痈、肠痈、乳痈、痈疽肿毒等。

【真伪鉴别】

正品栝楼呈扁平椭圆形，表面浅棕色至棕色，平滑，沿边缘有一环状棱纹，顶端较尖，有种脐，基部钝圆或较狭，外种皮坚硬，内种皮膜质，灰绿色；双边栝楼长椭圆形或矩状椭圆形，表面灰棕色至棕褐色，光滑，

沿边缘的一环状棱纹明显靠近内侧，顶端较宽，平截。

伪品之一王瓜，略呈长十字形，表面黄棕色，有细皱纹，中部环带明显隆起，两侧耳状室扁圆形，较大，室内中空。

伪品之二喜马栝楼，类三角形，表面灰棕色或黄棕色，有突起的细皱纹，中央环带隆起，两侧耳状室较小，室内不中空。

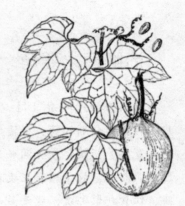

【注意事项】

1. 脾胃虚弱泄泻者忌用。

2. 栝楼不宜与乌头类药物同时使用。

3. 夏季容易被虫蛀，应储存在容器中，放置于干燥通风处。

【药膳养生】

1. 润肺化痰，散结止痛

栝楼饼：栝楼 200 克去子，加白糖 100 克，水适量，用小火熬熟，制馅，取面粉 750 克，加水适量，和面发酵，加碱，制成面片，包栝楼馅，作面饼，烙熟。适用于肺癌胸痛者。

2. 宽胸散结，利水疏肝

栝楼炖猪肚：准备栝楼 20 克，大腹皮 25 克，猪肚 1 个及少许葱、姜、蒜。把大腹皮洗净，栝楼洗净；猪肚洗净，放沸水余烫透，捞起待用；姜切片，葱切段，大蒜去皮、切段。把猪肚放炖锅内，大腹皮、栝楼放在猪肚内，加水 1500 毫升，放入盐、姜、葱。把炖锅置大火上烧沸，再用小火炖煮 1 小时即成。适合肝硬化兼糖尿病患者食用。

3. 宽胸理气，祛痰散结

栝楼薤白酒：将栝楼 12 克、薤白 9 克加入白酒 30 毫升和适量水中，以小火煎煮，去渣饮服。每日 2 次，每次顿服。适用于喘咳气短、胸闷不舒。

【古今验方】

1. 治疗急性乳腺炎

全栝楼 45 克，水 500 毫升，用小火煎煮 30 分钟左右取汁 200 毫升，分为早、晚 2 次温服。

2. 治疗乳腺增生

栝楼皮、海藻、淫羊藿、茯苓各 15 克，当归、柴胡、青皮、陈皮、莪术、半夏各 10 克同入砂锅，加水 600 毫升，大火煮沸后改小火煎 15 分钟，取药液 300 毫升。再加适量水，煎法如前法，取药液 200 毫升。

海藻

又名： 落首。

性味归经： 味咸，性寒；归肝、胃、肾经。

治瘿瘤、瘰疬之要药

海藻是治疗瘿瘤、瘰疬之要药。《神农本草经》中记载，海藻能够"王治瘿瘤气、颈下核，破散结气，消痈肿……"《名医别录》记载，海藻"疗皮间积聚、暴溃、留气、热结、利小便"。中医学中的瘿是指颈部肿块，如甲状腺疾病等；瘤是指人体组织中形成的赘生物，如体表良性肿瘤等；瘰疬多指发生在颈部的慢性炎症性疾病，如颈部淋巴结结核等。

【海藻小档案】

海藻属马尾藻科植物，主产于福建、浙江、广东、山东、辽宁等地。药用部位为海蒿子或羊栖菜的干燥藻体。一般在夏秋二季捞取，洗净，稍晾，切段，晒干。现代研究发现，海藻中主要含有人体必需的蛋白质、脂肪、多糖、甘露醇、褐藻酸、多种维生素、碘、钾等。

【功效主治】

功效 消痰软坚，利水消肿。

主治 ①用于肝肾阴虚、肝火郁结、痰火凝聚引起的瘰疬。②用于肝脾气郁、气滞痰凝、血行不畅引起的瘿瘤。③用于脚气（是指以足胫麻木、酸痛、软弱无力为主症的一种维生素缺乏病，并非西医中真菌感染引起的脚气）、浮肿、水肿等。

【真伪鉴别】

1. 海蒿子，皱缩卷曲，黑褐色，主干呈圆柱状，侧枝自主枝叶腋生出，具短小的刺状突起。初生叶披针形或倒卵形，全缘或具粗锯齿。次生叶条形或披针形。叶腋间生有条状的小枝，气囊黑褐色，球形或卵圆形，顶端钝圆，有的具细短尖。质脆，潮润时柔软，水浸后膨胀，肉质黏滑。

2. 瓦氏马尾藻，藻体褐色，固着器盘状，柄短，圆柱状，其中有藻枝的残痕。主枝下部扁平，叶为长披针形，中肋，但有的在顶端处消失。气囊球状，圆顶，不对称，囊柄常扁平，有时呈叶状，生殖托圆柱状。

【注意事项】

1. 有报道显示应慎用海藻类补品。有专家指出，部分海藻类补品的营养价值有限，有些藻类甚至会引发疾病。

2. 海藻不可与甘草同用，属禁忌。

【药膳养生】

1. 清热降压，软坚散结，滋阴和脾

海藻黄豆汤：海藻 30 克，昆布 30 克，黄豆 120 克，水适量，小火炖熟，可加入白糖适量。每日 2 次。适用于阴阳两虚型高血压。

2. 清痰降脂

海藻沙拉：海藻（泡开）1 杯，苹果 1 个，小黄瓜 2 根，胡萝卜 100 克及调料。将海藻洗净，再用热水汆烫，捞起后晾凉，沥干备用。将盐 1/4 大匙加入 2 杯水中溶化备用，苹果洗净、切开、去子与蒂，切成八等分，再横切 0.3 厘米薄片，浸泡于盐水中 30 秒立即捞起，沥干备用。将小黄瓜与胡萝卜分别洗净、切片，加入盐 2 小匙略抓匀，置 10 分钟后，滤除盐水备用。将全部材料与适量盐、水、白醋、白糖一起混合搅拌均匀即可食用。海藻薏米粥：海藻、海带、甜杏仁各 10 克，薏米 30 克。将海藻、甜杏仁、海带加适量水煎煮，取汁，再与薏米煮粥食用。可辅助治疗痤疮、咳嗽痰多、疫病等病症。

【古今验方】

1. 治疗乳腺增生

海藻 18 克，昆布、栝楼各 15 克，夏枯草、生牡蛎各 30 克，浙贝、三棱、莪术各 9 克，连翘、红花各 12 克，甘草、水蛭各 6 克，三七粉（冲服）1 克。每日 1 剂，水煎，分为 2 次服用。从月经来潮第 15 天开始服用，连续 12 天，经期停用。肝气郁滞型加青皮、香附各 9 克；痰凝血淤型加丹参、昆布各 30 克。

2. 抗癌

海藻、黄药子各 30 克，水蛭 6 克，共研细末。每次 6 克，每日 2 次，黄酒冲服。适用于食道癌、直肠癌。

胖大海

又名：安南子。
性味归经：味甘，性寒；归肺、大肠经。

喉科常用药

胖大海具有清宣肺气、润肠通便的作用。因其一得沸水便裂皮发胀、充盈整杯而得名。《本草纲目拾遗》中记载，胖大海"……治一切热证劳伤……消毒去暑，时行赤眼风火牙痛……干咳无、痰，骨蒸内热，三焦火证，诸疮皆效"。

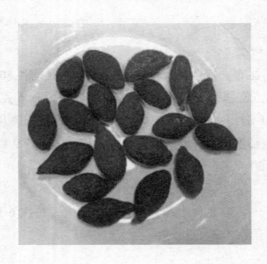

【胖大海小档案】

胖大海属梧桐科，为多年生落叶乔木植物，主产于越南、泰国、印度尼西亚、中国广东、海南、云南等地。药用部位为胖大海的成熟种子。一般在每年 4~6 月由开裂的果实上采取成熟的种子，晒干备用。

【功效主治】

功效　清宣肺气，润肠通便，利咽解毒。

主治　①用于痰热咳嗽、肺热声嘶、咽喉肿痛、目赤牙痛（如急性咽炎、扁桃体炎）等。尤其对于风热引起的咳嗽痰黄脓稠、口渴咽痛、失音等疗效较佳。②用于热结肠胃引起的大便干燥秘结、小便短黄、面赤身热、口苦口臭等。③用于骨蒸内热、吐血、衄血、痔疮漏管。④用于风火牙疼、虫积下食、三焦火证。

【注意事项】

1. 脾胃虚寒及风寒感冒引起的咳嗽、咽喉肿痛、肺阴虚咳嗽不宜用。

2. 老年人秋季便秘、失音应慎用。

3. 胖大海一般用量为 3~5 枚，煎服或浸泡饮用，病好即停，切勿将胖大海当茶饮用。

【古今验方】

1. 治疗急性扁桃体炎

胖大海 3~5 枚，甘草 3 克，泡茶饮服 3~5 天。适用于风热感冒引起的咽喉燥痛、干咳无痰、声音嘶哑等。

2. 治疗失音、嘶哑

胖大海 5 枚，石菖蒲 5 克，薄荷少许。放入保温杯中，注入沸水。焖 10 分钟即可饮用。

第九章　消食类中草药

　　消食药是以健脾开胃、消除宿食积滞为主要作用的一类药物，包括山楂、神曲、麦芽、莱菔子、鸡内金、鸡矢藤等。宿食不消一般会表现为腹胀、恶心、呕吐、嗳气、吞酸、大便失常等。在临床应用时，常常需要根据患者不同的症状，选择适当的药物与之配伍使用，才能发挥并增强消食药的疗效。如食积阻塞气机，引起脾胃气滞，需将消食药与理气药配伍同用以行气宽中、消食化滞，食积气郁化热，应当配伍苦寒轻下药以泻热导滞；脾胃虚弱，应当配伍健脾益胃药以标本兼顾；食积内停较重，消食药和缓不能达到疗效，可以适当配伍泻下药以消食导滞。另需注意，部分消食药有耗气之弊，所以气虚、痰滞者应当慎用，无食积者也不可随意服用此类药物。

山楂

又名：红果、胭脂果。
性味归经：味酸、甘，性微温；归脾、胃、肝经。

消食化积、行气散淤之要药

山楂具有消食化积、行气散淤、止痛、健胃等功能，既是中一药又是水果，生熟均可食用，古今皆被视为消食化积之佳品。《本草纲目》中记载，"山楂化饮食，消肉积、症瘕、痰饮、痞满吞酸、滞血痛胀。"《随息居饮食谱》中记载，山楂能够"醒脾气，消肉食，破瘀血，散结消胀，解酒化痰，除痹积，止泻痢"。

【山楂小档案】

山楂属蔷薇科落叶灌木或小乔木植物，主产于浙江、江苏、安徽、湖北、贵州、河南、广东及东北三省等地。药用部位为野山楂或山楂的成熟果实。一般在秋末冬初时采收，切片，干燥，或直接干燥，生用；或用小火炒至颜色变深，即为炒山楂；或用小火炒至表面焦褐色，即为焦山楂；或用小火炒至表面焦黑色、里面黄褐色，即为山楂炭。炮制方法不同，作用便不同，如散淤止痛用生品，消食化积服炒品等。

【功效主治】

功效 消食化积，行气散淤。
主治 ①促进消化，用于油腻肉食引起的食积。②用于产后淤阻腹痛、恶露不尽、血淤、闭经痛经等。③用于疝气或睾丸偏坠疼痛。

【真伪鉴别】

正品山楂，呈球形或梨形，表面深红色，有光泽，满布灰白色细斑点，干品常为 3~5 毫米厚的横切片，多卷缩不平，果肉深黄色至浅棕色，切面可见 5~6 粒淡黄色种子，有的种子已脱落，有的片上可见短果柄或下凹的花萼残迹。野山楂，呈类圆球形，间有切成半球形或压扁成饼状，表面棕色至红棕色，有细纹及小斑点，果肉薄，棕红色，果皮常皱缩，种子 5 枚，土黄色，核大，质坚硬。伪品海红，果实近球形，多横切成两瓣，外表红色，皱缩不平，果肉浅黄棕色，有花萼残迹和短而细的果柄，5 室，每室含种子 1 枚。

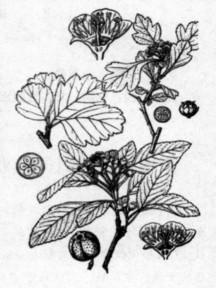

【注意事项】

脾胃虚弱者慎用。

【药膳养生】

1. 调胃顺气，清除余邪

山楂绿豆汤：山楂、扁豆各 10 克，绿豆 30 克，用温水泡软，水煮，熟后再加入厚朴花 6 克，小火稍煮，加入盐、鸡精、葱各适量，随意饮用。

2. 健胃消食

山楂粥：焦山楂 10 克，水煎，过滤留汁，连续 2 次，加入粳米 100 克，煮粥。分为早、晚服用，连续 10 日。适用于食积停滞、腹痛、腹泻、小儿乳食不消等。

3. 健脾开胃

山楂消食片：去核山楂、山药，蒸熟，压泥，加入白糖适量，揉条，切厚片。适用于小儿脾虚久泻、食后腹胀、食欲不振、消化不良等。

4. 增强体质

山楂肉丝： 山楂 10 克洗净放入锅中煮约 10 分钟出味，放入猪后腿肉丝 200 克及葱段 3 个、姜片 10 克，一起煮熟后捞起，弃去葱段、姜片，拌入盐、花椒粉、梅子醋各适量，再放入葱末拌匀即可食用。适用于体虚无力、脂肪聚积等。

【古今验方】

1. 消食化积

山楂 15 克，洗净，切片，水煮，水沸后 5 分钟，即可，代茶饮。适用于单纯性肥胖、高脂血、高血压、冠心病等。

2. 滋补肝肾，消食化积

山楂 30 克，枸杞子 15 克，沸水冲泡 30 分钟。上、下午各 1 次。适用于慢性胃炎、神经衰弱、眩晕等。

3. 益智、醒脑、宁心

山楂 30 克，石菖蒲 15 克，沸水冲泡 10 分钟。每日 1 剂，代茶饮。适用于心情郁闷、头晕胀痛、记忆力下降者。

神曲

又名： 六神曲。

性味归经： 味甘、辛，性温；归脾、胃经。

专于消化谷麦酒积

神曲，善于消化五谷之食积，常与山楂、麦芽同用，习称"焦三仙"。

《本草纲目》中记载，神曲能"消食下气，除痰逆霍乱泻痢胀满诸气"。《本草逢原》中称，"神曲，其功专于消化谷麦酒积，陈久者良。但有积者能消化，无积而久服，则消人元气。"

【神曲小档案】

神曲原产于福建，现各地均有生产。本品为发酵而成的加工品，外表土黄色，粗糙，有陈腐气，以陈久、无虫蛀者为佳。其制备过程为：将大量麦粉、麸皮与杏仁泥、赤小豆粉以及鲜青蒿、鲜苍耳、鲜辣蓼汁混合拌匀，使不干不湿，作成小块，放入筐内覆以麻叶或楮叶，保温发酵1周，长出菌丝（生黄衣）后，取出晒干即成。现代研究发现，神曲中含有酵母菌、淀粉酶、维生素B复合体、麦角固醇、蛋白质、脂肪等。

【功效主治】

功效 消食和胃。

主治 ①用于消化不良、食欲不振、肠鸣泄泻等。②用于感冒兼有食滞者。③用于产后瘀血、腹痛。

【真伪鉴别】

神曲与建神曲是两种不同的药物，不可混淆，应予以鉴别。建神曲，又名范志曲，是在神曲的基础上增加紫苏、荆芥、防风、羌活、厚朴、白术、木香、枳实、青皮等40多种药品制成，具有消食化滞、发散风寒的作用，适用于食滞不化或兼感冒风寒者。

【注意事项】

1. 脾阴虚、胃火盛者不宜用。
2. 孕妇慎用，易引起堕胎。
3. 神曲不宜久服，易耗气。

【药膳养生】

1. 健脾和胃，消食化积

神曲粥：神曲 15 克，研细，用水浸泡 5~10 分钟，水煎，过滤留汁，加入粳米 100 克，煮稀粥。每日分为早晚 2 次服用，连续 3~5 天。适用于食积不消、消化不良、恶心呕吐、嗳气吞酸、腹胀腹满等。

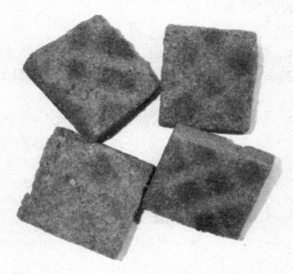

2. 健脾开胃

谷麦神曲粥：炒谷芽、炒麦芽、神曲各 10 克，水煎，过滤留汁，加入粳米 50 克煮粥，粥熟后加入白糖适量，稍煮即可。每日分为早晚 2 次服用，连续 5~7 天。适用于小儿厌食症、小儿疳积等。

3. 健脾利湿

神曲茵陈粥：神曲 10 克，茵陈 30 克，竹叶 5 克，水煎，过滤留汁，加入粳米 50 克煮粥，粥熟后加入白糖适量，稍煮即可。每日分为早晚 2 次服用，连续 5~7 天。适用于肝炎腹胀腹满、食欲不振、大便稀薄、小便短黄等。

4. 健脾暖胃

神曲粳米粥：神曲 10~15 克，粳米适量。先将神曲捣碎，煎取药汁后，去渣，入粳米，一同煮成稀粥。随量服食，每日 1~2 次。适用于脾失健运所致之厌食症。

【古今验方】

1. 治疗慢性结膜炎

神曲、鸡内金、生地、菊花、车前子、石斛、白蒺藜、谷精草、木贼草各 10 克，桑叶 3 克，荸荠 20 个，水煎后服用。每日分为早晚 2 次服用，5 日为 1 个疗程，连续 5~10 天。

2. 健美消脂

山楂 20 克，神曲、麦芽、莱菔子、泽泻、云茯苓、草决明、茶叶、藿香、赤大豆、陈皮、夏枯草各 7 克，水煎，过滤留汁。每日 1 次。

3. 回乳

神曲 30 克，炒麦芽 25 克，以水煎服。每日 1 次。

麦芽

又名：大麦芽。

性味归经：味甘，性温；归脾、胃经。

善于消化米面食积

麦芽善于消化淀粉性食物，尤其适用于米、面、薯、芋等食物的积滞。其益气补虚，补中有利，利中有补，又兼回乳（断乳）和通乳的功效。《医学衷中参西录》中记载，"大麦芽，能入脾胃，消化一切饮食积聚，为补助脾胃之辅佐品，若与能、术、芪并用能运化其补益之力，不至作胀满，为其性善消化，兼能通利二便……"

【麦芽小档案】

麦芽在中国各地均有出产。大麦属禾本科植物，药用部位为大麦的成熟果实经发芽干燥而成。一年四季均可制备。将成熟的大麦用水浸泡 1 日，捞出，经常洒水，直至发芽，晒干，生用；或炒至深黄色，即为炒麦芽；或炒至焦黄色，即为焦麦芽。健脾和胃宜用生麦芽，行气消食宜用炒麦芽，消食化滞宜用焦麦芽。现代研究发现，麦芽中主要含有淀粉酶、转化糖酶、维生素 B、维生素 C、脂肪、卵磷脂、糊精、麦芽糖、葡萄糖、大麦芽碱等。

【功效主治】

功效　消食和中，回乳，通乳。

主治　①用于米、面、薯、芋等食物积滞不消、腹胀、脾虚食少等。②用于乳汁郁结、乳房胀痛、哺乳女性断乳等。

【真伪鉴别】

粟属禾本科植物，谷芽为粟的成熟果实经发芽干燥而成，具有消食和中、健脾开胃的功效，常常与麦芽同用，作为消食导积的常用药物，在中医临床中被广泛应用。但有混淆代用的情况出现。《本经逢原》中载，"谷芽，启脾进食，宽中消谷，而能补中，不似麦芽之克削也。"可见，谷芽消食健脾的作用较弱，偏于养胃，而麦芽偏于消食，临床中不可混淆代用，而应协同使用以增强药效。

【注意事项】

1. 由于麦芽兼有下气的作用，所以过量服用或长期大剂量服用，会导致脾胃虚弱。

2. 授乳期不宜服用。

3. 脾胃虚弱、痰火哮喘者及孕妇忌服。

【药膳养生】

1. 健脾开胃，消食化积

麦芽党参茯苓牛肚汤：牛肚 500 克浸泡，切块，加水适量，小火炖煮 30 分钟，再加入生麦芽 100 克，党参、淮山药、茯苓各 50 克，陈皮、八角、茴香各 6 克，生姜、大枣（去核）各适量。用小火再炖 2 个小时，加入盐、鸡精等，即可。适用于食欲不振、倦怠乏力等。

2. 消水肿

麦芽红豆粥：麦芽 100 克，红豆 60 克，大米适量，煮粥同食。

【古今验方】

1. 回乳

陈皮、茯苓各 10 克，炒麦芽 30 克，煅牡蛎 30 克（先煎），枳壳 10 克，青皮 8 克，香附 10 克，白术 10 克，牛膝 9 克，木瓜 10 克，五味子 10 克，芡实 10 克，水煎。分为早晚 2 次温服，连续 3~7 天。如果兼有发热、乳房有硬块者，可加蒲公英、连翘、夏枯草、栝楼、赤芍；兼有疲乏、自汗者，可加黄芪；兼有烦躁易怒、舌红苔薄黄者，加丹皮、山栀、柴胡。

2. 治疗消化不良

取炒麦芽 9 克、带壳高粱（炒制成炭状）适量、鸡内金 6 克、红糖少许，水煎服。适合婴幼儿单纯性消化不良。

3. 治疗血脂过高

麦芽 25 克，山楂 25 克，水煎服。每日分为早晚 2 次服用。

4. 治疗手足癣

生麦芽 40 克，用 75% 的酒精 100 毫升浸泡 7 天，过滤留汁，涂搽患处。亦可用于股癣、花斑癣。

鸡内金

又名：鸡肫皮。

性味归经：味甘，性平；归脾、胃、小肠、膀胱经。

广泛用于谷、肉等各种食积

鸡内金有较强的消食化积作用，无论肉积、米面薯芋谷积等均可使用。因其生于鸡体内，色黄如金而得名。《滇南本草》中记载，鸡内金"宽中健脾，消食磨胃。治小儿乳食结滞、肚大筋青、痞积疳积"。《名医别录》中记载，鸡内金还可"主小便不利、遗溺（尿），除热止烦"。

【鸡内金小档案】

鸡内金全国各地均产，药用部位为家鸡的砂囊的角质内壁，家鸡属雉科。鸡内金一年四季均可收集，杀鸡后，取出鸡胃，除去内容物，趁热剥取砂囊内膜，洗净，晒干，生用；或用中火炒至表层黄色或焦黄色，即为炒鸡内金。本品炒后研末服用比入汤剂疗效好。现代研究发现，鸡内金中含有胃激素、角蛋白、氨基酸、微量胃蛋白酶、淀粉酶、氯化铵等成分。

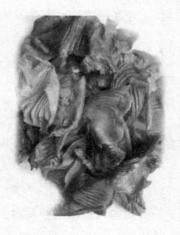

【功效主治】

功效　运脾消食，固精止遗，化坚消石。

主治　①用于米面薯芋肉等食积不化、消化不良、小儿疳积等。②用于遗精、遗尿等。③用于尿路结石、胆结石。

【真伪鉴别】

1. 鸡内金中常常会有鸭内金、鹅内金混入。鸡内金呈不规则囊形片状或卷片，表面黄色、黄绿色或黄褐色，薄而半透明，有明显多数纵横条棱状皱纹，质轻脆，易碎，断面胶质状，有光泽。鸭内金呈类圆形碟片状，比鸡内金厚，色呈黑绿色或紫黑色，稍有皱纹，造假者多用硫黄熏白或用漂白剂漂白，再用黄色染料染色后混入鸡内金中。鹅内金为圆片状或破碎的块片，表面黄白色或灰黄色，平滑，边缘略向内卷，边上有齿状短裂纹，质坚而脆。

2. 另有鸡内金伪品，实为豆制类腐竹等物。鉴别方法是用水浸法。正品鸡内金经水浸泡后，水澄清，无渣，气味腥，味微苦。而伪品鸡内金呈较规则的圆筒状卷片，较厚，不透明，有人工刮起的不规则痕迹，质胶状，经水浸泡后，有盐及腐竹渣，断面粉性，无光泽，无味。

【注意事项】

1. 脾虚无积者慎用。
2. 研末服用比水煎服用效果好。

【药膳养生】

1. 疏肝，理气，养胃

鸡内金山楂粥：鸡内金10克（研碎），茯苓10克，玄参10克，生山楂10克，水煎，过滤留汁，加入粳米50克，小火炖30分钟。每日1次。

2. 温胃散寒

鸡内金羊肉汤：羊肉250克、切块、炒干，鸡内金15克，大枣15克，干姜 15 克，葱段适量，加入水、料酒，用中火炖约 2 小时，再加入盐、鸡精等调味。适用于脾胃虚寒引起的慢性肠炎、腹中冷痛、肠鸣泄泻大便水样等，但肠胃湿热泻泄、外感发热者不宜用。

3. 利胆消石

鸡内金橘皮粥：鸡内金 10 克，干橘皮 6 克，糯米 50 克。鸡内金、橘皮同研细末，用小火先煎半小时，加入糯米煮成稠粥。每日分 2 次空腹食用。适用于胆结石患者。

【古今验方】

治疗上尿路结石

生鸡内金 250 克（研成细末）、核桃仁 500 克（研碎）混合后，加入蜂蜜 500 毫升，拌匀。每次 30 克，用沸水冲服，每日早、晚各 1 次，14 天为 1 个疗程，疗程之间隔 7 天。需注意服药期间宜多饮水，并可配合口服利尿药。每次服药后做适度的跳跃或上下楼梯的活动，以利于结石的排出。

鸡矢藤

又名：臭藤。

性味归经：味甘、苦，性平；归脾、胃、肝、肺经。

消食健脾、活血止痛

鸡矢藤具有消食化积、祛风除湿、化痰止咳、清热解毒、活血止痛等众多功效。《生草药性备要》中记载，鸡矢藤"其头治新内伤，煲肉食，补虚益肾，除火，补血，洗疮士痛，消散热毒。其叶擂末，加糖煎食，止痛"。《本草纲目拾遗》中记载，鸡矢藤"中暑者以根、叶作粉食之，虚损者杂猪胃煎服峙"。"根煎酒未破者消，已溃者敛"。

【鸡矢藤小档案】

鸡矢藤属茜草科，为多年生草质藤本植物，主产于长江流域及南方各省。药用部位为鸡矢藤的地上部分或根。可在夏季采收地上部分，切段，晒干或晾干，生用，或鲜用；在秋季采挖根部，切片，晒干，生用。现代研究发现，鸡矢藤中主要含有鸡矢藤苷、鸡矢藤次苷、车叶草苷、熊果酚苷、生物碱、齐墩果酸、挥发油等。

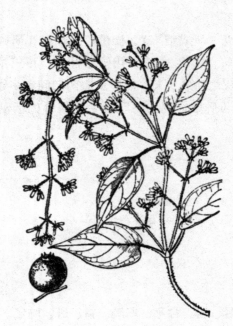

【功效主治】

功效 消食化积，祛风除湿，化痰止咳，清热解毒，活血止痛。

主治 ①用于饮食积滞、小儿疳积、食积腹痛腹泻等。②用于风湿痹痛。③用于痰多咳喘等。④用于咽喉肿痛、热毒泻痢、痈疮疖肿、烫火伤等。⑤用于铁打损伤、女性痛经、神经痛等多种疼痛。⑥鲜品捣烂外敷或煎汤外洗治疗神经性皮炎、湿疹或皮肤瘙痒等。

【真伪鉴别】

鸡矢藤与白鸡矢藤具有不同的功效。白鸡矢藤，别名臭皮藤，主要分布于广西、广东、贵州等地。药用部位为茜草科植物毛鸡矢藤的根或全草。叶对生，具柄，叶片卵形、卵状矩圆形至披针形，先端渐尖，基部心脏形，两面均覆盖密集的白色柔毛。白鸡矢藤性平，味甘。其根主治黄疸、腹痛、胃滞（消化不良），全草主治疟疾。

【注意事项】

鸡矢藤叶搓之有臭气。

【药膳养生】

1. 治疗牙痛

鸡矢藤猪肉汤：鸡矢藤5~10克水煎；或与猪肉同煮，喝汤吃肉。

2. 治疗小儿疳积

鸡矢藤炖猪肚：鸡矢藤干品15克，猪小肚1个，水炖服。

3. 治疗热毒泻痢

鸡矢藤炖肉：鸡矢藤120克，路边姜60克，炖肉服。

4. 治疗关节疼痛，无名肿痛

雄鸡雪莲盅：夏枯草9克，鸡矢藤3克，水煎，过滤留汁，与公鸡1只（切块）、雪莲3克（用纱布包）、盐和冰糖适量炖1小时左右，至肉烂即可，食用时滴加少量香油。

【古今验方】

1. 治疗疥疮

鲜鸡矢藤全草750克，洗净，加水1200毫升，煎煮30分钟，擦洗患处。每次10~15分钟，轻者每日1次，中度至严重者早晚各1次，5日为1个疗程，用药前先用温水、肥皂冲洗全身。

2. 治疗痛经

大红袍 30 克，鸡矢藤 30 克，水煎。每日 1 剂，适用于女性痛经。

3. 治疗急慢性胆囊炎、胆石症

柴胡 15 克，炒黄芩 15 克，栀子 15 克，虎杖 30 克，鸡矢藤 15 克，金钱草 30 克，鸡内金 15 克，青叶胆 15 克，甘草 5 克，水煎服。每日 1 剂。对急性胆囊炎、胆石症有较好的疗效。

4. 治疗神经性皮炎等皮肤病

鸡矢藤叶或嫩芽擦患处，每次 5 分钟，每日 2~3 次。

5. 治疗痱子

蜜枣 10 个，鲜鸡矢藤叶 30 克，红糖少许。将前二味药加水适量，煎煮 10 分钟，成 1 小碗药液，加入红糖饮服。每日 1 剂，连服 6~8 天。

莱菔子

又名：萝卜子。

性味归经：味辛、甘，性平；归脾、胃、肺经。

消食兼降气

莱菔子善于消食化积、除胀行滞。据《本草纲目》记载，炒莱菔子"下气定喘，治痰消食，除胀，利大小便"。《医学衷中参西录》中记载："莱菔子，无论或生或炒，皆能顺气开郁，消胀除满，此乃化气之品，非破气之品。"

【莱菔子小档案】

莱菔子在中国各地均产，药用部位为十字花科一年生或二年生草本植物萝卜的成熟种子。一般在初夏采收，晒干，用小火炒至微鼓，有香气，即为炒莱菔子。

【功效主治】

功效　消食除胀，降气化痰。

主治　①用于食积不化兼脾胃气滞引起的腹胀腹满、嗳气吞酸、腹泻等。②用于痰壅气喘、咳嗽兼食积。③醋研外敷可消肿毒。

【注意事项】

1. 莱菔子易耗气，无食积、痰滞、气血虚弱者忌用。

2. 不宜与人参同用。

3. 据研究显示，生莱菔子有轻微毒性，能引起恶心等症状，故宜用炒莱菔子，并打碎先煎。

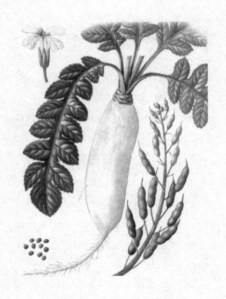

【古今验方】

1. 治疗小儿疳积

莱菔子20~30克，炒制，研末，醋调成糊，外敷贴神阙穴，用纱布和胶带固定，每日2次。适用于小儿消化不良，食欲不振、便秘等。

2. 治疗大便秘结

取莱菔子适量用小火慢炒至黄色。成人每次口服 30 克，小儿酌减。一般服药后 2~6 小时自行排出软便。无副作用发生。

3. 治疗牙痛

取莱菔子 27 粒，去红皮，研为细末后以人乳和匀。左边牙痛，即于右鼻中点少许；右边牙痛，即于左边鼻中点之。一般外用 1~2 次即可止痛。

第十章　活血化瘀类中草药

　　活血化瘀药是以通利血脉、促进血行、消散瘀血为主要作用的一类药物，简称为活血药。它包括红花、川芎、郁金、益母草、王不留行、月季花、穿山甲、水蛭等。引起瘀血的原因有很多，如气行不畅、气滞血瘀、寒凝血瘀、风湿痹阻、经脉不通等。如果患者临床表现为胸、腹、头痛，痛如针刺，痛处固定；或中风后半身不遂、肢体麻木；或风湿关节痹痛日久不愈；或内出血，出血时夹有紫暗色血块；或外伤瘀肿、骨折疼痛等，均可应用活血化瘀药，并随症加减，标本兼顾。自古医者还认为"气为血帅""气滞血滞""气行血行"，故在临床上，活血化瘀药常常需与理气药配伍同用，才能增强活血之功效。另需注意，活血药易耗血动乱，孕妇慎用，妇女月经过多者忌用，无瘀血者忌用。

红花

又名：杜红花、金红花。
性味归经：味辛，性温；归心、肝经。

亚油酸之王

在临床上，红花应用非常广泛，具有较好的活血祛瘀之功效，兼有通经之作用。被各科均视之为活血之要药。《外台秘要》中记载，"治一切肿，红花，熟揉捣取汁服之。"《金匮要略》中又记载，"妇人六十二种风及腹中血气刺痛，红花酒主之。"现代研究还发现红花中亚油酸的含量是所有已知植物中最高的，故也将红花称之为"亚油酸之王"。

【红花小档案】

红花又叫杜红花、坏红、川红花、草红花。全国各地均有栽培，主产于河南、浙江、江苏、四川、新疆等地。为菊科一年生草本植物，红花的药用部位为管状花，多在夏季花变红时采摘，除去茎叶，带头，阴干或晒干。现代研究显示，红花中含有红花黄色素、红花苷、棕榈酸、硬脂酸、亚麻酸、亚油酸、油酸、花生酸、多糖、儿茶酚、新红花苷等。另有"红花子"油，由其果实"白平子"所得。

【功效主治】

功效　活血通经，祛瘀止痛。
主治　①用于闭经，痛经，产后胎盘残留子宫腹痛，产后恶露不行，死胎等。②用于症瘕、跌打损伤引起的血淤肿痛等。③用于热郁血滞引起的斑疹色暗等。

【真伪鉴别】

西红花，属于贵药材，与红花作用相似，但疗效更强，因此出现了将红花掺入西红花中出售的现象。红花呈管状，花冠红黄色或红色，花冠筒部细长，先端五裂，裂片呈线形，聚合成筒状，柱头微露出花药筒外，呈长圆柱形，顶端微分叉，花浸水中水呈金黄色。西红花完整的柱头呈线形，顶端较宽大，向下渐细呈尾状，顶端边缘有不整齐的齿状，下端为残留的黄色花柱，紫红色或暗红棕色，微有光泽，干燥后质脆易断，将柱头投入水中则膨胀，水被染成黄色，微有刺激气味。

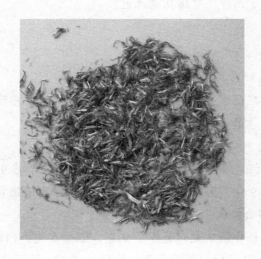

【注意事项】

1. 孕妇慎用，易动胎气。

2. 有报道显示，部分患者服用红花会出现鼻出血、共济失调、月经延长或提前、嗜睡、萎靡不振、口干、排粉红色尿液或过敏等不良反应。

【药膳养生】

1. 养血，活血，调经

红花糯米粥：红花 10 克，当归 10 克，丹参 15 克，水煎，过滤留汁，加入糯米适量煮粥，分为 2 次服食。适用于月经不调者服用。

2. 补气益血

黑豆红花汤：黑豆 100 克，水浸，小火煮烂，再加入红花 5 克、红糖适量，稍煮。适用于血虚气滞型闭经者。

3. 行气活血，化痰软坚

红花橘皮紫菜汤：红花 9 克，橘皮 45 克，紫菜 9 克，水煎 15 分钟，调味食用。适用于治疗甲状腺功能亢进。

【古今验方】

1. 治疗慢性肝炎

杏仁 6 克，红花 6 克，菊花 6 克，先用大火煮沸，再改用小火煮 10 分钟，再加入白糖适量。适用于慢性肝炎患者。

2. 治疗冻疮

桂枝 9 克，红花 9 克，党参 9 克，黄芪 15 克，干姜 9 克，丹参 9 克，陈皮 9 克，桃仁 9 克，当归 9 克，水煎服。适用于冻疮患者。

3. 治疗外阴白癜风

红花 6 克，补骨脂 9 克，菟丝子 9 克，僵蚕 6 克，白蒺藜 9 克，浸入 120 毫升白酒中，7 日后，外涂患部，每日 1~2 次。

4. 治疗高脂血症

红花 5 克，绿茶 5 克，沸水冲泡，代茶饮。适用于高脂血症患者。

5. 治疗月经不调、痛经

当归 30 克，红花 20 克，丹参 15 克，月季花 15 克，研末，用纱布包，浸入 1500 毫升米酒中，7 日后即可。

川芎

又名：西川芎、大川芎。
性味归经：味辛，性温；归肝、胆、心包经。

血中气药　气血病之圣药

　　川芎既能活血，又能行气，故为血中气药，气血病之圣药。川芎升散，善疏通，能上行头目，外达皮肤，又可祛风止痛，故为治疗头痛、风湿痹痛之要药。《本草汇言》中记载，川芎"上行头目，下调经水，中开郁结，血中气药"。《本草衍义》中有记载，川芎"此药今人所用最多，头面风不可阙（缺）也，然须以他药佐之"。现代药理研究显示川芎还具有改善微循环、抑制血小板聚集、抗血栓、利尿等作用。

【川芎小档案】

　　川芎又叫西川芎、大川芎。主产于四川、云南、湖南、湖北、甘肃等地，其花期在 7~8 月，果期在 8~9 月。属伞形科多年生草本植物，川芎的药用部位为根茎，多在 5 月采挖，晒后烘干，切片生用；或用小火炒至微焦，放凉，即为炒川芎；或用料酒拌川芎片，闷透，小火炒干，即为酒川芎。现代研究发现，川芎中含有藁本内酯、川芎内酯、川芎嗪、阿魏酸及维生素等。

【功效主治】

功效　活血行气，祛风止痛。
主治　①用于血淤气滞引起的各种疼痛。②用于女性月经不调，痛经，闭经，产后淤滞腹痛等。③用于风寒、风热、风湿、血虚、血瘀等引起的头痛。④用于风湿痹痛。

【真伪鉴别】

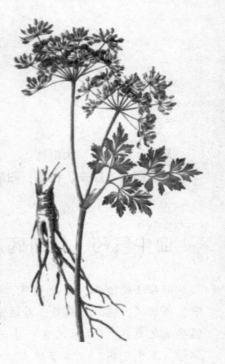

川芎与茶芎常易发生混淆。川芎，呈卵圆形结节状团块，表面黄褐色，有多数瘤状突起的轮节，分散排列，顶端有凹陷的类圆形茎痕，嚼之稍有麻舌感，微回甜；茶芎（抚芎）为伞形科植物，药用部分为茶芎的干燥根茎，呈扁圆形结节状团块，表面棕褐色，有乳头状突起的轮节，略排成一行，顶端有微突起的茎痕及数层同心性轮环，嚼之有麻舌感。

【注意事项】

1. 川芎性味偏于温窜，故阴虚火旺、月经过多、有出血性疾病者及孕妇须谨慎服用。

2. 川芎不可单用，必须与补气、补血药配伍使用。川芎也不可长期服用。

3. 有毒性，实验显示，川芎甲醇提取物每日给大鼠灌胃，连续 21 天，可见竖毛、流涎等表现。

【药膳养生】

1. 活血行气，散风止痛

川芎茯苓当归粥：川芎 9 克，茯苓 15 克，当归 15 克，水煎，过滤留汁，加入薏米 60 克，粳米适量，用小火煮粥，粥熟后，加入蜂蜜适量。适用于脑癌患者。

2. 活血行气

川芎鸡蛋饮：川芎9克，去皮熟鸡蛋2个，水适量，同煮，去渣加适量红糖调味即成，分早晚2次服用，吃蛋喝汤。适用于女性闭经。川芎白芷炖鱼头：川芎15克（切片），白芷15克（切片），鱼头1个，姜、葱、盐、料酒各适量，炖熟。适用于颈椎病患者。橘核川芎酒：橘核36克，川芎30克，当归30克，桑寄生30克，杜仲30克，地黄24克，牛膝30克，茯苓24克，防风24克，细辛6克，白芍24克，甘草20克，浸入1000毫升白酒中，60天后饮用。适用于腰酸背痛、老年慢性骨关节炎、关节肥大、关节变形等症。

【古今验方】

1. 活血祛瘀，祛风止痛

川芎6克，红花3克，茶叶适量，水煎取汁，代茶饮；或天麻6克，川芎5克，酸枣仁10克，研细末，沸水浸泡10分钟，代茶饮。均适用于头痛，前者善于祛瘀，后者善于祛风。

2. 通窍

川芎15克，白芷10克，细辛3克，苍耳子9克，水煎，过滤留汁，加入蜂蜜，拌匀，分为早晚2次服用。适用于鼻咽癌患者。

3. 消炎止泻

川芎6克，人参6克，白茯苓6克，当归6克，白术6克，白芍6克，桂枝6克，粟米60克，水煎服，代茶饮。适用于慢性肠炎。

郁金

又名：玉金。

性味归经：味辛、苦，性军；归肝、胆、心经。

行气化淤而止痛

郁金可行气化淤，士痛，凉血，清心开窍，并有利胆退黄治疗肝病的功效。《本草汇言》中记载，"郁金，清气化痰，散瘀血之药也，其性轻扬，能散郁滞，顺逆气，上达高巅，善行下焦，心肺肝胃气血火痰郁遏不行者最验，故治胸胃膈痛、两胁胀满、肚腹攻疼、饮食不思等症。又治经脉逆行、吐血……"现代研究表明郁金还具有调节免疫、抑制中枢神经、改善血液循环、抗心律失常、抗早孕、抗自由基损伤等作用。

【郁金小档案】

郁金又叫川郁金、温郁金、黑郁金、广郁金、黄郁金、玉金，主产于浙江、江苏、四川、福建、广东、广西等地。属姜科植物，药用部位为干燥块根，多在冬季茎叶枯萎后采挖，除去须根，用沸水煮或蒸至透心，晒干，切片或打碎，生用。现代研究发现，郁金中主要含有姜黄素、双脱甲氧基姜黄素、姜黄酮、芳基姜黄酮、蒎烯、倍半萜烯等营养成分。

功效主治

功效 行气化淤，解郁清心，清热凉血，利胆退黄。

主治 ①用于气滞血淤引起的胸、胁、腹痛，痛经、经闭等症状。②用于热病神昏，癫痫发狂等症。③用于肝胆湿热引起的黄疸，尿赤等症。④用于气火上逆引起的吐血等出血症。

【真伪鉴别】

姜黄、温郁金、广西莪术、蓬莪术 4 种植物，均存在"一物两用"的现象。它们的块根均可作郁金入药，而姜黄的根茎则作为姜黄入药，温郁金、广西莪术、蓬莪术的根茎则作为莪术入药，可见，它们的区别仅在于药用部位的不同。姜黄活血行气，通经止痛，多用于气滞血淤之心腹疼

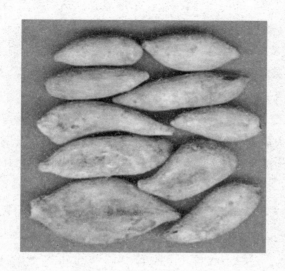

痛、经闭痛经、跌打损伤及风湿痹痛等；莪术破血行气，消积止痛，多用于气滞血淤之重症，如瘀血经闭、心腹淤痛等，也可用于食积腹痛。

【注意事项】

1. 郁金不可与丁香同用。

2. 孕妇慎用。

3. 主产于四川的"广郁金"（黄郁金），偏于行气解郁；主产于浙江温州的"川郁金"（黑郁金、温郁金），偏于活血化瘀。

4. 郁金的精油成分被检测到对肝有损害性，因此摄取时应注意。

【药膳养生】

1. 健脾，疏肝，利胆

郁金瘦肉汤：郁金 15 克，田七花 12 克，水煎，过滤留汁，加入猪瘦肉 90 克，党参 18 克，小火煮至肉熟烂，再入葱、姜、蒜、盐即可。适用于脾虚肝郁型胆囊炎患者。

2. 疏肝解郁

车前草郁金煮水鸭：水鸭 1 只，车前草 20 克，郁金 9 克，用纱布包好装入鸭腹，加入姜、葱、绍酒、盐、水适量，大火煮沸，再改用小火炖煮1小时，每日1次，吃肉喝汤。适用于急性肝炎患者。

3. 疏肝解郁，利湿祛瘀

郁金清肝茶：醋制郁金9克，炙甘草3克，绿茶2克，蜂蜜24克，水煎取汁，每日1剂，代茶饮。适用于慢性肝炎、肝硬化患者。

郁金虎杖膏：郁金200克，虎杖400克，水煎，过滤留汁，加入蜂蜜800克，用小火煎煮5分钟，每次1汤匙，每日2次，饭后开水冲服。适用于颈部淋巴结核患者。

【古今验方】

1. 治疗甲状腺功能亢进

郁金60克，丹参100克，海藻100克，水煎，过滤留汁，加入红糖适量，分为早、晚2次服用。用于治疗甲状腺功能亢进。

2. 治疗自汗

郁金10克，五倍子3克，研末，用蜂蜜调成药饼2块，贴于乳头上，覆盖纱布，用胶布固定，每日换药1次。

3. 抗癌止痛

郁金20克，土茯苓50克，水煎，过滤留汁，加入蜂蜜20克，分为早晚2次服用。适用于肺癌患者。

益母草

又名：坤草。

性味归经：味辛、苦，性微寒；归心、肝、膀胱经。

妇人经产要药

　　益母草是妇科圣药，具有活血调经的作用，可用于治疗月经不调、痛经、闭经、产后胎衣不下、恶露不尽等妇科疾病。《本草衍义》中记载，益母草可"治产前产后诸疾，行血养血"。《本草纲目》又指出，益母草能"活血，破血，调经"。现代研究显示益母草还具有平肝降压、明目、利尿等作用，可以治疗慢性肾炎、结膜炎、夜盲症等疾病。

【益母草小档案】

　　益母草又叫山青麻、红花益母草、山生麻、假青麻、六味草、益母艾，全国各地均有栽培。多长于田野草丛及溪边湿润处。属唇形科一年或二年生草本植物，药用部位为地上部分。多在夏季茎叶茂盛时采割，切段，晒干，生用。现代研究发现益母草嫩茎叶中含蛋白质、脂肪、粗纤维、胡萝卜素、维生素 C、维生素 B、维生素 B_2 等营养成分。另外，益母草中还含有益母草碱、益母草宁、精氨酸、芸香苷、苯甲酸、月桂酸等成分。

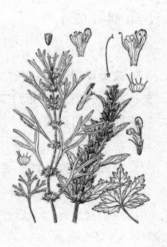

【功效主治】

　　功效　活血祛瘀，调经，利尿，消肿，解毒。
　　主治　①用于女性月经不调，行经不畅，小腹胀痛，产后恶露不尽，闭经等。②用于外伤瘀血作痛、疮痈肿毒、皮肤痒疹等症。

【真伪鉴别】

　　中药益母草是以植物益母草的地上部分入药，其种子入药名为茺蔚子。二者虽同出一物，但功效不尽相同。益母草与茺蔚子均具有活血化瘀的功效，但益母草活血调经力优，为妇产科要药，故名"益母"之名。兼能利水消肿，清热解毒，用于水肿、小便不利及疮痈肿毒等症。茺蔚子偏于疏风，清热明目，治疗眼科疾病时多用。益母草药用其全草，茺蔚子药用其果实。

【注意事项】

1. 孕妇忌用。
2. 阴虚血少，或血虚无瘀者忌用。

【药膳养生】

1. 活血调经

益母草鸡蛋汤：益母草 50 克，鸡蛋 2 枚，水煮，蛋熟后去壳再煮片刻，吃蛋喝汤。适用于气血瘀滞引起的痛经、月经不调、产后恶露不止、功能性子宫出血等症。

2. 活血祛瘀

益母草汁粥：粳米煮粥，粥熟后加入鲜益母草汁 9 克，鲜生地黄汁 30 克，鲜藕汁 30 克，生姜汁 3 克，蜂蜜适量，即可。适用于女性月经不调，功能性子宫出血，产后恶露不止，瘀血腹痛等。

3. 调经止痛

益母草红枣瘦肉汤：瘦肉 200 克洗净，切块，红枣 6 枚去壳，洗净。益母草 75 克用水洗净。将益母草、红枣、瘦肉块放入砂锅内煮滚后，再改用小火煮熟，下入调料即可。

【古今验方】

1. 治疗疮疡肿毒

大黄 10 克，黄柏 10 克，姜黄 10 克，白芷 10 克，苍术 5 克，研末。鲜益母草 100 克（捣烂）大火煮沸后，再改用小火煎煮 2 小时，成糊状，冷却后，放入其他药物，搅拌成膏。患处常规消毒后，将益母草膏直接涂抹于上，厚度为 0.3~0.5 厘米，敷药范围略大于疮面，用消毒敷料覆盖并包扎，每日换药 1 次。

2. 治疗雀斑

益母草适量，水煎 20 分钟，装瓶，每日早晚各洗面 1 次。

3. 治疗皮肤瘙痒

益母草 30 克，荆芥穗 10 克，蝉蜕 5 克，苦参 10 克，白癣皮 15 克，地肤子 15 克，蛇床子 15 克，苍术 10 克，生地黄 15 克，土茯苓 15 克，水煎服，每日 2 次，外洗 1 次，连续 2~4 日。治疗风疹、湿疹所致的皮肤瘙痒。

王不留行

又名：留行子。

性味归经：味苦、性平；归肝、胃经。

活血、通经、下乳之良药

王不留行有活血、通经、下乳等功效，其善于通利血脉，行而不住，走而不守，活血通络，为下乳消肿之良药。《本草纲目》中记载，"王不留行能走血分，乃阳明冲任之药，俗有'穿山甲、王不留行，妇人服了乳长流'之语，可见其性行而不住也。"现代药理研究显示，王不留行还具有抗着床、抗早孕、抗肿瘤等作用。另外，中医的耳针疗法还使用王不留行按压耳部穴位，治疗近视、失眠等多种疾病。

【王不留行小档案】

王不留行又叫做奶米、王牡牛、大麦牛。主产于河北、江苏、山东、

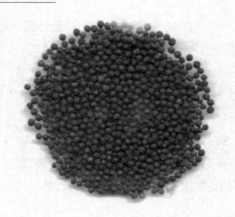

辽宁、黑龙江等地。属石竹科一年生或越年生草本植物，其药用部位为干燥成熟的种子，一般在夏季果实成熟，果皮未开裂时采割植株，打下种子，晒干，生用，或用小火清炒至爆开白花，即为炒王不留行。现代研究发现，王不留行中含有王不留行皂苷、王不留行黄酮苷、香豆素、磷脂、淀粉、蛋白质、灰分、植酸等成分。

【功效主治】

功效 活血通经，下乳，消痈，利尿通淋，散淤止痛。

主治 ①用于血淤引起的痛经、闭经等。②用于女性产后乳汁不下，乳痈肿痛等。③用于血淋、石淋等。④用于开胃消食。

【真伪鉴别】

正品王不留行，呈球形，表面黑色，少数红棕色，略有光泽，有细密颗粒状突起，一侧有凹陷的纵沟，胚乳白色，弯曲成环，子叶2片，无臭。

伪品之一，窄叶野豌豆，石竹科植物窄叶野豌豆的干燥种子，近圆球形，表面灰绿色或暗棕色，有黑色花斑纹，一侧有白色突起的种脐。

伪品之二，硬毛果野豌豆，为石竹科植物硬毛果野豌豆的干燥种子，子呈类球形，表面棕褐色，有暗棕色花纹，一侧有红棕色弧形突起的种脐。

伪品之三，四子野豌豆，为石竹科植物四子野豌豆的干燥种子，呈圆球形，表面棕褐色或棕黑色，一侧有淡棕色突起的种脐。

伪品之四，野豌豆，为石竹科植物野豌豆的干燥种子，呈偏圆形，表面黑棕色或绿黑色，一侧有白色种脐，线形，子叶两片，肥厚，黄白色，嚼后有豆腥气。

【注意事项】

孕妇忌用。

【药膳养生】

1. 治疗产后乳汁不足

通乳汤：炒川芎、全当归、童木通、王不留行各9克，猪蹄2只煮汤，喝汤吃猪蹄。适用于产后乳汁不足者。

2. 通乳

豆腐通乳汤：豆腐500克，炒王不留行30克，煮汤，喝汤食豆腐。适用于产后乳汁少或乳汁不下者。

3. 补益气血，通乳

海参猪脚汤：鲜海参100克，猪脚2只，王不留行20克，当归15克，黄芪30克，水煎，喝汤，煎，喝汤，食海参、猪脚，每日1次。适用于产后乳汁少或乳汁不下者。

【古今验方】

1. 治疗带状疱疹

王不留行适量（视被损面积大小定用量），小火炒至半数爆开，研细末。新鲜仙人掌适量，去刺，刮去硬皮，加入王不留行粉捣成糊状外敷患处，每日1次，敷至病愈。

2. 治疗过敏性鼻炎

取耳穴内鼻、外鼻、肾、肾上腺、肺、额，每次每侧耳取3穴，双耳取穴不同，6个穴位交替，将预贴有王不留行的胶布贴于所选穴位上，每日按压3~4次，每次每穴按压2~3分钟，以产生酸、胀、痛、麻、热等感觉为度，保留3~5天，5~10次为1个疗程，疗程间隔5天。用于治疗过敏性鼻炎。

3. 治疗黄褐斑

取耳穴肝、肾、肺、内分泌、皮质下、交感、神门、面颊穴，方法同上，用于治疗黄褐斑。体虚者额外加脾、胃穴。

月季花

又名：月月红。

性味归经：味甘性温；归肝经。

活血通经之常用药

月季花气味芳香，具有活血调经、消肿解毒的功效，能够进入肝经血分，善于疏肝解郁，调畅气血。《泉州本草》中记载，月季花"通经，活血化瘀，清肠胃湿热，泻肝火，止、嗽，止血止痛，消痈毒。治肺虚咳嗽、咯血、痢疾、瘰疬溃烂、痈疽肿毒、女性月经不调"。代药理研究显示，月季花还能够增强机体免疫力，抗菌，抗病毒，抗癌。

【季花小档案】

月季花又叫做月月开、月月红。主产于江苏、山东、湖北、山西等地。常绿或半常绿灌木，高 1～2 米。茎、枝有钩状皮刺或近无刺。小叶 3～5 片，少数 7 个叶；叶柄、叶轴散生皮刺和短腺毛；托叶大部和叶柄合生，边缘有腺毛。属蔷薇科常绿或半常绿灌木，其药用部位为花蕾或初开放的花，一年四季均可采收，除去杂质，阴干或低温干燥后入药。现代研究发现月季花中所含成分包括没食子酸、槲皮素、鞣质、色素等。

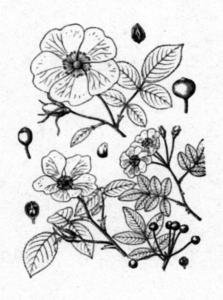

【功效主治】

功效　活血调经，消肿解毒。

主治　①用于肝气郁结引起的胸胁胀痛、月经不调、痛经、闭经等症。②用于血淤肿痛，瘰疬肿痛，跌打损伤等。③捣烂外用治疗热疖疮痛等。

【真伪鉴别】

市场上常有将月季花与玫瑰花混用的现象。月季花，呈类球形，花萼长圆形，花梗较长，萼片暗绿色，先端尾尖，短于或等于花冠长，花瓣有的散落，长圆形，紫红色或淡紫红色，雄蕊短于花柱，气清香；玫瑰花，略呈半球形或不规则团状，花托半球形，与花萼基部合生，花梗较短，萼片黄绿或棕绿色，花萼长于花冠，花瓣皱缩，展平后呈宽卵形，紫红色，雄蕊长于花柱，气芳香浓郁。

【注意事项】

1. 月季花不宜久煎，可泡服或研末服用。

2. 孕妇忌用，易动血堕胎。

3. 脾胃虚弱者慎用。

4. 月季花内服入汤剂常用量为 3~6 克，多用或久服，会引起大便稀薄、腹泻等不良反应。

【药膳养生】

1. 调经止痛

月季花粥：粳米 100 克，煮粥，加入月季花 15 克，再用红糖调味即可。

2. 消肿止痛

双花茶：玫瑰花、月季花各 9 克，红茶 3 克。研细末，用沸水冲泡，代茶饮。可消肿止痛。

3. 抗菌解毒

月季舅鱼汤：月季花 6 克，沉香 15 克，炒芫花 9 克，搓碎，装入鲫鱼腹中，用线缝合，加入水、料酒各半炖熟，喝汤食肉。适用于瘰疬未破者。注意，芫花有毒，服用此方前请咨询医生。芫花不可与甘草同用。孕妇及体虚者忌用。

【古今验方】

1. 治疗月经不调及痛经

月季花 15 克，当归 15 克，香附 15 克，益母草 15 克，水煎服。

2. 治疗颈淋巴结结核

月季花 15 克，鲫鱼一条，共煮成汤，服用。或将月季花捣烂外敷与患处。

3. 治疗口腔溃疡

带花萼的新鲜月季花捣烂，加蜂蜜适量，调成糊状，涂于患处，连续 3~5次。

4. 治疗赤白带下

月季花 12 克，水煎服。可治赤白带下。

5. 疏肝理气，活血通经

月季花 15 克，水煎，过滤留汁，加入适量红糖即可。用于治疗女性闭经。

6. 预防血黏度偏高

新鲜月季花 10 克，冰糖 25 克，水适量，煎煮 20 分钟，连花带汤饮用，分为早中晚 3 次。适用于肺虚咳嗽，咯血，连服有效，并能够预防血黏度偏高。

第十一章　止血类中草药

　　止血药是以制止体内或体外出血为主要作用，治疗出血病症的一类药物，包括地愉、槐花、白茅根、侧柏叶、大蓟、羊蹄等。出血症包括咯血、咳血、吐血、便血、尿血、崩漏、紫癜、外伤出血等。中医理论认为，出血除了外伤的原因，还可由于血热妄行、脾虚不能统摄血液、瘀血阻滞、血不循经等引起。临床应用止血药时需辨明出血原因而配合清热凉血药、益气健脾药、活血祛瘀药等，标本兼治。无论是何种原因导致的出血症，出血过多，都会引起阴血亏虚，机体虚弱，轻者头晕眼花，重者气随血脱可能会危及生命。如果气虚欲脱，使用止血药缓不济急，此时须配以大补元气之药（人参等），以益气固脱，挽救生命，另需注意，有些止血药有凉血、止血或收敛止血的功效，易恋邪留瘀，故出血兼有瘀血者不宜单独使用。

地榆

又名：玉豉、酸赭。
性味归经：味苦、酸，性微寒；归肝、胃、大肠经。

治疗烧烫伤之要药

李时珍曾说："宁得一斤地榆，不要明月宝珠。"可见，自古地榆的药用价值就被珍视。地榆沉降而走下焦，适用于下焦血热或湿热蕴结引起的便血、尿血、痔疮出血等症。地榆又是治疗烧伤烫伤之要药。《名医别录》中记载，地榆能够"止脓血，诸瘘，恶疮，消酒，除消渴，补绝伤，产后内塞，可作金疮膏"。现代药理研究显示地榆还具有抗炎、镇吐、止泻、抗溃疡等作用。

【地榆小档案】

地榆主产于浙江、江苏、山东、安徽、河北等地。属蔷薇科多年生草本植物，药用部位为根，一般在春季将发芽时或秋季植株枯萎后采挖，晒干，切片，生用，或用大火炒至表面黑色、内部焦黄色，小部分炭化为度，再喷水少许，晾干，即为地榆炭。凉血解毒宜生用，止血宜用地榆炭。现代研究发现，地榆中含有地榆苷、鞣质、游离没食子酸、蛋白质、多种微量元素、维生素C、尼克酸、胡萝卜素等成分。

【功效主治】

功效　凉血止血，解毒敛疮。
主治　①用于多种热性出血症，如便血、血痢、尿血，痔疮出血或女性崩漏等。②用于烧烫伤、皮肤湿疹或疮疡痈肿等。

【真伪鉴别】

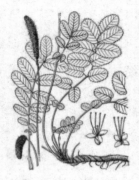

地榆呈圆柱形，中下部常膨大成不规则纺锤形，稍弯曲，表面棕色至暗紫棕色，粗糙，具纵皱纹，断面较平坦，粉红色或淡黄色，木部稍有浅放射状纹理；长叶地榆，呈长圆柱形，表面红棕色或棕紫色，有细纵皱纹及横裂纹，不易折断，断面黄棕色或红棕色，皮部有多数絮状纤维。

伪品虎杖根呈圆柱形小段或块片，外皮棕褐色，有纵皱纹及须根痕，不易折断，断面皮部薄，棕褐色，易与木部分离，木部占大部分，棕黄色，射线呈放射状，中央有髓，空洞状。

【注意事项】

1. 虚寒性便血，下痢，崩漏或出血有淤者，应慎用。

2. 热痢初起，不宜单独服用。

3. 大面积烧伤，不宜大量使用地榆外涂，以防鞣质大量吸收，引发中毒性肝炎。

【药膳养生】

1. 清热凉血、搞癌止血

地榆槐花蜜饮：地榆 60 克，槐花 30 克，水煎，过滤留汁，加入蜂蜜。适用于宫颈癌阴道出血等症。

2. 止血

地榆菖蒲酒：菖蒲 40 克，地榆 100 克，当归 80 克，研细末，与料酒 1000 毫升同煎，过滤留汁，每日 1 杯，分为 3 次饮用。适用于产后血崩患者。

3. 清热凉血，调经止血

地榆醋汁：地榆 50 克，醋 50 克，水煎服，适用于月经过多，崩漏等，也可治疗呕血。

4. 解毒

地榆汁饮：取适量的地榆根，并将其捣烂，取汁服。可用于治疗蛇毒。

5. 敛疮

地榆散：取适量地榆晒干，研末，用70%~75%酒精提取清液者至液面出现薄膜，晾凉后敷于烧伤创面，每月敷2~3次，不包扎。

【古今验方】

1. 治疗血痢

地榆60克，甘草15克，水煎，分为早中晚3次服用。血痢患者服用此剂能有效缓解不适，减轻病症。

2. 治疗急性肾炎

地榆、车前子、白花蛇舌草各30克，琥珀、木通、黄柏、石榴皮各9克，白茅根、石苇、瞿麦、金银花、地肤子各15克，甘草5克，水煎服。可用于治疗急性肾炎造成的不适之症。

3. 治疗原发性血小板减少性紫癜

生地榆、太子参各30克，或加怀牛膝30克，水煎服，连服2个月。用于治疗原发性血小板减少性紫癜。

4. 治疗无名肿毒、疖肿、痈肿、深部脓肿

地榆500克，田基黄200克，研末，田七粉5~15克，再加入凡士林700克，制膏，外敷患处。对于肿毒，疖肿、痈肿、深部脓肿有治疗作用。

槐花

又名：槐米、槐蕊。

性味归经：味苦，性微寒；归肝、大肠经。

善治下消化道出血

槐花具有凉血、止血、清肝泻火等功效，可以治疗吐血、衄血、便血、痔疮出血、尿血、崩漏等多种出血症。《本草备要》中记载，槐花"入肝，大肠血分而凉血，治风热目赤、赤白泻痢、五痔肠风、吐崩诸血"。《本草纲目》中记载，槐花"炒香频嚼，治失音及喉痹，又疗吐血衄血，崩中漏下"。现代药理研究显示，槐花还具有降血脂、抗炎、解痉、抗溃疡等作用。

【槐花小档案】

槐花全国大部分地区均有栽培，以河北产量最高。属豆科落叶乔木，药用部位为干燥花及花蕾。一般在夏季花将开时采收，晒干，生用；或用小火炒至表面深黄色，放凉，即为炒槐花；或用大火炒至表面焦褐色，再喷少许水，晾干，即为槐花炭。清肝泻火、清热凉血宜用生槐花，止血宜用槐花炭，炒槐花清热凉血的作用弱于生品，止血作用逊于槐花炭而强于生品。现代研究发现，槐花中含有芸香苷、槲皮素、山柰酚、鞣质、槐花米甲素等。

【功效主治】

功效 凉血止血，清肝泻火。

主治 ①用于血热妄行引起的各种出血症，尤其适用于下消化道出血，如便血、痔疮出血。②用于肝火上炎引起的头胀头痛、目赤、眩晕等。

【真伪鉴别】

槐花为干燥花朵，花瓣多数散落，完整花呈飞鸟状，花瓣5枚，黄色或淡棕色，皱缩，卷曲，基部萼筒黄绿色，先端5浅裂，雄蕊淡黄色、须

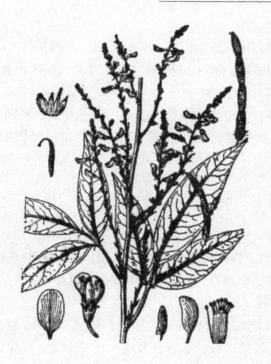

状，有时弯曲，子房膨大。茉莉花也为干燥花朵，黄棕色或棕褐色，冠筒基部的颜色略深，未开放的花蕾全体紧密叠合成球形，花萼管状，具细长的裂齿 8~10 个，外表面有纵行的皱缩条纹，长着稀短毛，花瓣片椭圆形，先端短尖或钝，基部联合成管状。

【注意事项】

槐花易伤胃阳，固脾胃虚寒者慎用。

【药膳养生】

1. 凉血止血

马齿苋槐花粥：粳米适量煮粥，再放入马齿苋 100 克（研末）、槐花 30 克（研末）、红糖 20 克，同煮。适用于大肠癌引起的便血、血色鲜红者。

2. 清热凉血止血

槐花酿大肠：猪大肠 150 克，槐花 20 克，将槐花放入猪大肠内，用线扎紧，加水适量煮熟，调味，喝汤食大肠。适用于痔疮出血患者。

3. 清热利湿

槐花清蒸鱼：鲫鱼或鲤鱼 1 条，葱、姜片、盐、料酒、蒜、水适量，蒸 20 分钟后，放槐花 15 克，稍蒸，调味。适用于寻常型银屑病且湿热盛者。

【古今验方】

1. 治疗便血

地榆炭 15 克，槐花炭、茜草炭各 12 克，赤小豆 30 克，防风炭、大黄炭、黄柏各 9 克，水煎服。适用于便血兼有湿热者。

2. 治疗痤疮

生槐花、月季花、金银花、鸡冠花、玫瑰花各 10 克，生石膏 30 克（煎 30 分钟），红糖适量，水煎，再放入蜂蜜适量，放凉，装瓶，每次 1 汤匙，每日 2～3 次沸水冲服。适用于痤疮伴丘疹色红、口干欲饮、舌红者。

3. 降血压

菊花 5 克，槐花 5 克，绿茶 3 克，沸水冲泡，每日代茶饮。适用于高血压、眩晕者。

4. 治疗大肠癌引起的便血

大黄 3 克，先煎，过滤留汁，与槐花 30 克、绿茶 3 克，同煎，再加蜂蜜，拌匀，早晚 2 次服用。适用于大肠癌引起的便血患者。

5. 治便秘

将 40 克槐花洗净，入 800 毫升清水中煮至 600 毫升，晾微凉用药棉蘸洗肛门，每日 2～3 次。能有效缓解便秘症状。

大蓟

又名：虎蓟。
性味归经：味甘、苦，性凉；归心、肝经。

适用于多种出血症

大蓟具有凉血止血、散瘀消痈的功效，无论吐血、咯血、崩漏等，凡属于血热者均可用之。临床上，大蓟常与小蓟配伍应用以增强疗效。《名医别录》中记载，大蓟"主养精，保血。主治女子赤白浊，还可安胎，止吐血、鼻衄，令人肥健"。《本草求真》曰："大蓟、小蓟二味根叶，俱苦甘气平，能升能降，能破血，又能止血。小蓟则甘平胜，不甚苦，专以退热去烦，使火清而血归经，是保血在于、凉血。"

【大蓟小档档案】

大蓟别名六月霜头、牛参、土红花、山萝卜、鸡母刺虎蓟，野生于山坡、路边或栽培，高达30~100厘米，在我国大部分地区及朝鲜、日本均有分布。属菊科多年生草本植物，其药用部位为干燥的地上部分或根，一般在夏、秋季花开时割取地上部分，秋末挖取根部，晒干，生用；或用大火炒至表面焦黑色、内部焦黄色，喷水少许，晾干，即为大蓟炭。现代研究显示，大蓟中主要含有四氢单紫衫烯、丁香苷、胡萝卜苷、对香豆酸等。

【功效主治】

功效 凉血止血，散瘀消痈，利胆退黄。

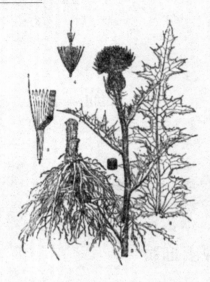

主治 ①用于血热引起的吐血、咯血、崩漏等。②用于热毒痈肿，无论内外痈疽皆可使用。③用于湿热黄疸。

【真伪鉴别】

1. 大蓟与青刺蓟经常被混淆：大蓟根呈长纺锤形，常簇生而扭曲，表面暗褐色，有不规则的纵皱纹，质硬而脆，易折断，断面粗糙，灰白色；青刺蓟为菊科植物青刺蓟的根，呈纺锤形，簇生于根茎上，外表面黄色，鲜者平滑，干者略具皱纹，易折断，断面白色，略呈粉质。

2. 大蓟与小蓟区别在于，大蓟的茎段较粗壮，有髓部，叶缘刺较硬，触之刺手，片展平后呈倒披针形或倒卵状椭圆形，羽状深裂，长灰白色蛛丝状毛；而小蓟茎细小，断面中空，叶缘刺较软，触之不刺手，叶片展平后呈长椭圆形或长圆状披针形，购买或使用时，应仔细鉴别，以免出错。

【注意事项】

1. 脾胃虚寒者忌用。
2. 大蓟具有散淤之功效，无淤滞者慎用。
3. 孕妇慎用。

【药膳养生】

1. 利水消蛋白

大蓟薏根茶：大蓟根 9 克，薏苡仁根 18 克，沸水冲泡，代茶饮。适用于因急、慢性肾炎引起的水肿。

2. 凉血止血

大蓟速溶饮：鲜大蓟 2500 克切碎，水煎 1 小时，过滤留汁，小火浓缩，放温，加入糖适量，吸取药液，冷却晾干，装瓶，每次 10 克，沸水冲泡，温服，每日 3 次。适用于功能性子宫出血。

大蓟瘦肉汤：大蓟根 100 克，仙岳草 100 克，平地木 30 克，红枣 100 克，瘦猪肉 200 克，熬煮，喝汤吃肉。适用于女性带下病。

【古今验方】

1. 治疗带状疱疹

大蓟 60 克，水煎，过滤留汁，外洗患部，每次 30 分钟，每日 3 次；或大小蓟各 60 克，捣烂，加入牛奶调成膏状，外敷患处。

2. 治疗乳腺炎

鲜大蓟根，捣烂取汁，加入 20% 凡士林，拌匀调膏。发炎期将大蓟膏涂于患部，4~6 小时换 1 次药。化脓期应先做局部切口引流，再外敷药膏，4 小时换 1 次药。

3. 治疗急性扁桃腺炎

鲜大蓟根 60 克，鲜土牛膝 60 克，鲜酢浆草 60 克，随症加减。水煎服。用于治疗急性扁桃腺炎。

4. 治疗鼻炎、鼻窦炎

鲜大蓟根 60 克，鲜芙蓉花叶 6 克，路路通 24 克，鸡蛋 2 枚，水煮，蛋熟后去壳，稍煮，分为早晚 2 次服用，喝汤食蛋，每日 1 剂。用于治疗鼻炎以及鼻窦炎。

白茅根

性味归经：味甘，性寒；归肺、胃、膀胱经。

血热妄行之良药

白茅根善于清泻肺胃之热，并有清热利水，导热下行的功效。适用于肺胃热盛引起的出血症以及膀胱湿热引起的尿血、血淋等症。《本草纲目》记载："白茅根甘，能除伏热，利小便，故能止诸血、哕逆、喘急、消渴，治黄疸、水肿、乃良物也。"现代药理研究显示，白茅根还具有抑菌、镇咳、祛痰等作用。

【白茅根小档案】

白茅根主产于华北地区。属禾本科植物，药用部分为根茎，一般在春、秋两季采挖，晒干，切段，生用；或用大火炒至表面焦褐色、内部焦黄色，喷水少许，晾干，即为茅根炭。清热凉血、止血、利尿消肿宜用生白茅根，鲜品功效更佳，止血宜用茅根炭。现代研究表明，白茅根含有大量的钾盐、葡萄糖、果糖、蔗糖、柠檬酸、草酸、苹果酸等。

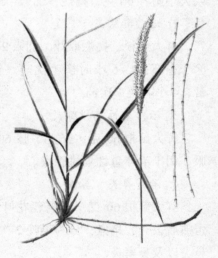

【功效主治】

功效　凉血止血，清肺胃热，清热利尿。

主治　①用于血热妄行引起的各种出血症，如咳血、吐血、尿血等。②用于热淋、小便不利、水肿等症。③用于胃热呕吐、肺热咳嗽、湿热黄疸等。

【注意事项】

1. 脾胃虚寒者慎用。
2. 虚寒性吐血、呕吐等不宜用。

【药膳养生】

1. 凉血清热，利尿

白茅根煲黄鳝：黄鳝1条，洗净切段，与白茅根30克，煲汤，食肉喝汤。用于泌尿系感染。

白茅根煮豆浆：白茅根30克，水煎，过滤留汁，再加入豆浆，用小火稍煮，加入白糖适量，每次60毫升，每日4次。适用于急性病毒性肝炎患者。

侧拍叶

又名：香柏、片柏、扁柏。

性味归经：味苦、涩、性微寒；归肺、肝、大肠经。

治各种出血症之要药

　　侧柏叶清热凉血，收敛止血，是治疗各种出血症之要药，尤其适用于血热妄行引起的吐血、鼻出血、尿血、血痢、崩漏等出血症。道家以之点汤常饮。《名医别录》中记载，侧柏叶"主吐血、衄血、痢兵崩中赤白。轻身益气，令人耐寒暑，去湿痹，生肌"。

【侧柏叶小档案】

　　侧柏叶生长于较干燥的山坡或从栽培，全国各地均有分布，属柏科常绿乔木植物，其药用部位为嫩枝叶。一般在夏、秋二季采收，阴干，生用；或用大火炒至表面焦褐色、内部焦黄色；喷水少许，晾干，即为侧柏炭。止血宜用侧柏炭，化痰止咳宜用生侧柏叶。现代医学研究发现，侧柏叶含有挥发油、黄酮、单宁酸和鞣质类酚性成分，含有扁柏双黄酮等。

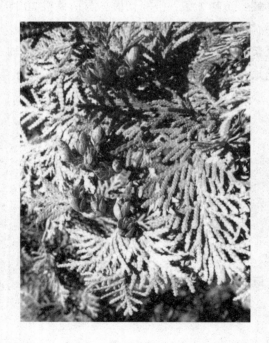

【功效主治】

功效　凉血止血，化痰止咳。

主治　①用于各种出血症，如吐血、鼻出血、尿血、血痢、崩漏等，尤宜于血热出血。②用于肺热咳喘，痰稠难咯等。③外用治疗外伤出血、烫伤、脱发等。

【注意事项】

1. 虚寒者不宜单独使用。
2. 出血而兼有瘀血者慎用，易导致瘀血积滞不散。
3. 阴虚肺燥，肝肾亏虚。
4. 侧柏叶不可多服，久服，易引起头晕、恶心、食欲不振、胃部不适等不良反应。

【古今验方】

1. *治疗尿路感染*

侧柏叶、柳叶各 15 克，水煎，加入醋 9 毫升，分为早晚 2 次服用。适用于尿路感染者。

2. *治疗脱发*

侧柏叶 15 克，槐花 45 克，丹皮 9 克，水煎，过滤留汁，加入粳米 100 克，冰糖适量，煮粥，每日 1 次，连续 10 日。适用于血淤脱发者。

第十二章　补血类中草药

补血药是以滋生血液为主要作用，治疗血虚病症的一类药物，包括当归、熟地黄、白芍、何首乌、阿胶、龙眼肉等。血虚与心、肝、脾关系密切。中医辨证中的血虚证患者会出现如下临床表现：面色暗黄、嘴唇和指（趾）甲色淡苍白、头晕眼花、心慌失眠、耳鸣、健忘、女性月经不调或闭经等。中医的补血药并不等同于西医的补血药，有人误认为中医补血药可以治疗各种贫血病，这种观念是错误的。在临床应用时，中医需要根据患者的不同症状辨证论治，将补血药与活血药或补气药或补阴药或理气药等配伍使用，所以贫血患者不可乱用补血药。另外，还需要注意，补血药多滋腻，会妨碍消化，所以胃胀、食少、泄泻者应慎用，可以酌情配伍消食药，帮助消化，必要时应咨询医生。

当归

又名：岷当归、秦当归。
性味归经：味甘、辛，性温；归肝、心、脾经。

补血之良药　妇科之佳品

从古至今，当归皆被视为妇科调经补血之圣药。《本草纲目》中记载，"古人娶妻，为嗣续也。当归调血，为女人要药，有思夫之意，故有当归之名"。当归与其他中药配合使用，可以治疗许多种妇女疾病。因此，古人称"十方九归"。现代人非常喜欢在熬汤、炖鸡时放些当归，既可补血养生又可调味增香。并且近几年发现，当归还具有美容养颜、抗衰老、护发的作用。

【当归小档案】

当归的主要产地在甘肃岷县（秦州），产量多，质量好。由于岷县土壤中各微量元素比例特殊，所以生长出的当归含有较多的有机锗，具有纯正的香气。入药部位是植物当归的根，一般在秋季采收后去须根，稍蒸发水分再用烟火熏干，当归身、当归尾分别切薄片。当归身的补血作用强于当归尾，当归尾的活血作用强于当归身。现代研究发现，当归中含有藁本内酯、当归酮、当归多糖、阿魏酸、维生素A、维生素B_{12}、维生素E及多种氨基酸等。

【功效主治】

功效　补血活血，调经止痛，润肠通便。

主治 ①用于血虚引起的面色发黄、头晕眼花、心慌失眠等。②用于血虚或血虚兼血淤引起的妇女月经不调、痛经、闭经等。③用于血虚便秘。

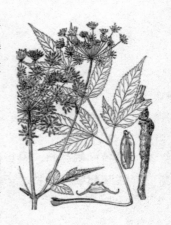

【真伪鉴别】

市场上有时可见到用"欧当归"伪充正品当归，其鉴别方法是滴加碘液。正品当归片一般呈黄白色，微翘，质柔韧，中间有浅棕色环纹。"欧当归"是黄白色或灰棕色，质柔韧，断面有纵横纹。如果在"欧当归"的横切面上滴加碘液 1~2 滴，可见到饮片的外周立即变为蓝色，并且内侧可见蓝色放射状的纹理，正品当归的横切面滴加碘液后外周则逐渐显出星星点点的蓝色。

【注意事项】

大便稀薄或腹泻者慎用，妇女崩漏者慎用。

【药膳养生】

1. 补血调经

当归参鸡汤：母鸡肉 500 克，当归 15 克，党参 15 克，葱、姜各少许，水适量，盐少许，熬汤。此汤适用于妇女血虚面色发黄、头晕眼花、心慌失眠、月经不调、产后体虚等。

2. 温中补血，调经止痛

当归羊肉汤：当归 15 克，羊肉 200 克，生姜适量，水适量，熟后喝汤食肉。此汤汤鲜肉嫩，可补虚温中、活血祛寒，适用于血虚寒凝引起的月经不调、四肢不温、产后腹痛及习惯性流产、风寒感冒等。

3. 补气养血，祛风湿，强筋骨

归参鳝鱼汤：活鳝鱼 500 克，当归 15 克，党参 15 克，葱、姜各少许，盐适量，煎煮 1 小时，喝汤吃肉。此汤具有补益气血、增加气力的功效，适用于久病体虚、疲倦乏力、风湿关节痛等。

4. 补血安神，活血调经

归枣茶： 当归 10 克，去核大枣 10 枚，加水煎煮 30 分钟，吃枣饮汁，每日 2 次。此茶适用于妇女血虚月经不调、面色苍白或暗黄、心神不宁、失眠等。

【古今验方】

1. 治疗色素性皮肤病

当归 50 克，先用冷水浸泡 20~30 分钟，大火煮沸后，改用小火煎煮 15~30 分钟，共煎煮 2 次，将 2 次的药液混匀后，过滤。洗净面部，用脱脂棉蘸少许当归液，涂擦面部色素沉着处，能够抑制黑色素的形成。

2. 护发

在洗头完毕后，用少许当归液搓揉头发和头部皮肤，能够扩张头部皮肤毛细血管，增加血液循环，促进头发生长，使头发乌黑发亮、柔软顺滑，防止脱发和白发，达到护发效果。

何首乌

又名：首乌。

性味归经：制首乌味甘、涩，性微温；归肝、肾经。

补而不腻　温而不燥　滋补佳品

补血药多滋腻，但有一味药例外，何首乌性质温和，不寒不一燥，又无腻滞之弊，故为补肝肾、乌须发之佳品。《本草纲目》记载，何首乌"飞温苦涩，苦则补肾，温补肝，能收敛精气，所以养血益肝，固精益肾，健筋骨，乌髭发，为滋补良药"。并"延年不老，久服令人有子"。在中国古典故事"八仙过海"中有张果老吃首乌精而身轻体健的传说。虽是传说，但何首乌确有强身健体、延年益寿的作用。

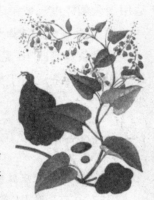

【首乌小档案】

广东德庆、重庆缙云山、四川峨眉山、河南登封嵩山、湖北恩施七里坪、江西井冈山等地出产野生品较多。入药部位是植物何首乌的块根，立秋之后采挖，切厚片，干燥；或用黑豆煮汁拌何首乌，再蒸至内外均呈棕黄色，晒干。前者称为生首乌，后者称为制首乌，二者功效不同。现代研究发现，首乌的主要成分是大黄酚、大黄素、大黄酸、大黄素甲醚、卵磷脂、没食子酸等。

【功效主治】

功效 生首乌解毒消痈，润肠通便；制首乌益精血，补肝肾，乌须发。

主治 ①用于血虚引起的头晕眼花、健忘失眠、疲倦乏力以及便秘等。②用于肝肾精血亏虚引起的耳鸣、须发早白、腰酸遗精等。③用于皮肤瘙痒、痈疽（皮肤浅表脓肿）等。

【真伪鉴别】

何首乌与伪品红药子的鉴别主要是通过观察药材的性状。何首乌表面凹凸不平，呈红棕色或红褐色，有不规则的浅沟或皱纹，横切面黄棕色或浅红棕色，外周皮部有4~11个近圆形异型维管束（即维管植物的叶和幼茎等器官中，由初生木质部和初生韧皮部共同组成的束状结构。）形成层环状。红药子表面也是凹凸不平，颜色呈棕黄色或棕色，横切面红棕色或浅红棕色，异型维管束密集形成层但不呈环状。

【注意事项】

1. 如出现过敏现象，应停药并立即就医。

2. 在服用何首乌的同时，应注意忌食猪羊肉血、铁剂、萝卜、葱、蒜等。

3. 大便稀薄或腹泻者不宜服用。

4. 煎煮何首乌不宜用铁器。

【药膳养生】

1. 补肝肾，益精血

何首乌粥：制首乌 30 克，粳米 100 克，大枣 4 枚，冰糖适量，熬粥。此粥适用于血虚引起的头晕眼花及肝肾亏虚引起的须发早白、腰酸遗精等。

2. 健脾养血

首乌茶：制首乌 15 克，大枣 15 克，陈皮 6 克，水煎，每日 3 次。此菜适用于老年体弱、病后虚弱、食欲不振等。

3. 补肾养血

首乌蛋：制首乌 60 克，先用冷水浸泡 15 分钟，鸡蛋 2 个，蛋熟后取出剥去蛋壳，再煮 3 分钟，吃蛋喝汤，每日 1 次。首乌蛋适用于血虚体弱、未老先衰、脱发、遗精等。

【古今验方】

1. 治疗脱发

制首乌 100 克，敲碎成小块，放入保温盒或暖水瓶中，用开水浸泡 5 小时左右，水的颜色变为红棕色即可饮用，每天 3 次。可以重复加水，水的颜色浅淡后重换制首乌。如果饮用制首乌水的同时用新鲜的生姜片涂抹脱发处，将能取得更好的疗效。

2. 治疗白发

制首乌 30 克，熟地黄 30 克，当归 15 克，用 1 升粮食酒浸泡，15 天后开始饮用，每次 10 毫升左右，每日 2 次。

3. 降脂减肥

制首乌 20 克，乌龙茶 30 克，决明子 20 克，泽泻 20 克，山楂肉 12 克，水煎。适用于老年虚胖、胆固醇过高等，具有化湿、补肝、利水、降脂及通便的功效。

4. 降膳瘦身，稳步降压

制首乌 20~30 克，草决明 15 克，泽泻 15 克，山楂 15 克，荷叶 5 克，水煎后代茶饮。适用于因身体过胖而导致的高血压、高胆固醇患者。

阿胶

又名：驴皮胶。

性味归经：味甘，性平；归肺、肝、肾经。

滋阴润肺　补血圣药

阿胶与人参、鹿茸共同被称为"中药三宝"，属于名贵中药。历来即有补血"圣药"之美称。《本草纲目》中记载："阿胶为治疗吐血、衄淋、血淋、血尿、肠风下痢、女人血痛血枯、经水不调、无子、崩中带下、胎前产后诸疾圣药也。"阿胶能够滋补人的血肉之体，故也称之为血肉有情之品。

【阿胶小档案】

阿胶以山东省东阿县所产质量为最好。这与当地的水质和制胶用水比重密切相关，东阿县的用水中含有适量的某些无机盐离子，有利于蛋白质的水解和杂质的去除，并且山东制胶所用水的比重很适合生产阿胶。除此之外，河北、北京、吉林、湖南、安徽、甘肃等地也出产阿胶。制作阿胶的原料是马科动物驴的皮，制作过程是将驴皮去毛，煎煮，再将汁液浓缩，熬制成胶块。在服用阿胶时切记不可煎煮，可用开水、中药汤剂或黄酒送服。

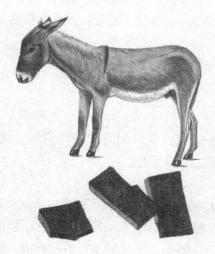

【功效主治】

功效 补血止血，滋阴润燥，安胎。

主治 ①用于血虚引起的面色发黄、头晕眼花、心慌等。②用于吐血、便血、咳血、崩漏、妊娠尿血等多种出血症。③用于妊娠期胎动不安、先兆流产、习惯性流产等。

【真伪鉴别】

阿胶与杂皮胶、骨胶的鉴别可以通过火试法和断面观察法。正品阿胶脆而易碎，碎片断面透明呈琥珀色，取少许放在坩埚内，用火烧，可见冒白烟，有浓烈的麻油味，残渣乌黑色，不与坩埚粘连。杂皮胶易软化发黏，断面棕色半透明，烧后有豆油香气，残渣呈黄色或灰白色，粉状。骨胶韧而不易碎，断面棕色，烧后残渣呈砖色或黄色，颗粒状，与坩埚粘连。

【注意事项】

1. 本品滋腻，消化不良、大便稀薄者慎用。
2. 进服新鲜阿胶会出现火气亢盛及各种肿毒症状。

【药膳养生】

1. 补血

阿胶蒸鸡：阿胶 20 克，鸡肉块 150 克，龙眼肉 15 克，去核大枣 5 枚，黄酒、姜、盐、水各适量，蒸熟后滴加少许麻油。适用于血虚眩晕、心慌、崩漏、月经过多、妊娠下血。

2. 滋阴养血

阿胶粥：阿胶 15 克，糯米 100 克，糯米洗净煮烂后加入碎阿胶，待阿胶融化后加入适量红糖，1 日内分两次服用。适用于多种失血性贫血。需注意此粥连服 3 日后应停止，过量服用会引起胸闷、消化不良等症状。隔一段时日后可再次服用。

3. 补血止血

阿胶酒：阿胶 250 克，黄酒 30 毫升，蒸 2~3 小时，全部溶化后服用，每日 1~2 次，每次两匙。适用于虚弱贫血、产后贫血、吐血、便血、子宫出血等血虚证。

4. 安胎

阿胶荷包蛋：阿胶 12 克，红糖 30 克，鸡蛋 2 枚，制成荷包蛋服用。适用于胎动不安、滑胎等症。

【古今验方】

1. 补血安神

酸枣仁 15 克，水煎，阿胶 15 克，烊化，（即在适量水中加热融化），将阿胶与酸枣仁水和匀，睡前服用。适用于更年期综合征、血虚阴亏、虚烦不眠等症。

2. 凉血止血

茜草 10 克，生地 15 克，炒侧柏叶 10 克，黄芩 10 克，甘草 5 克，水煎，阿胶 10 克烊化（即在适量水中加热融化），将融化后的阿胶与上述汤剂同服，每日 1 剂，一般 3~4 剂可愈。适用于小儿血热、经常流鼻血、头上长疮、口舌生疮等。

熟地黄

又名：熟地。
性味归经：味甘，性微温；归肝、肾经。

滋阴主药　补血要药

人们常说补肾莫忘熟地黄，因为明代著名医家张景岳曾说："熟地黄能够大补血衰，滋培肾火，填骨髓，益真精，专补肾中元气"。《本经逢原》中又有记载，"熟地黄，假火力蒸晒，味苦化甘，为阴中之阳，故能补肾中元气。"熟地黄已经被广泛地用于治疗肝肾阴血亏虚证，并被称为"壮水之主，补血之君"。

【熟地黄小档案】

熟地黄为生地黄加工而成，生地黄主产于河南、河北、内蒙古、山西等地，属玄参科植物，药用部位是地黄的块根。地黄入药分为：生地黄、熟地黄、生地黄炭等。熟地黄是将干的生地黄加黄酒拌蒸至内外黑润，再晒至八分干，切厚片，干燥而成。将熟地黄直接炒炭或密闭煅炭，称为熟地炭。

【功效主治】

功效　熟地黄补血滋阴，益精填髓；熟地炭止血。

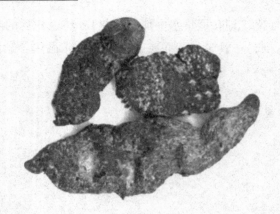

主治 ①用于血虚引起的面色发黄或苍白、头晕眼花、心慌失眠等。②用于肾阴不足引起的消渴（糖尿病）、盗汗等。③用于肝肾精血亏虚引起的头晕耳鸣、须发早白、腰膝酸软等。④用于妇女阴血亏虚引起的月经不调、久而无子等。⑤用于肾虚喘咳等。

【鉴别选购】

生地黄与熟地黄的不同之处主要在于二者的功效不同。生地黄未经炮制加工，味甘、苦，性寒，滋腻性小，主要作用是清热凉血、养阴生津，多用于血热出血或壮热神昏、口干舌紫等，因此生地黄为滋阴凉血之要药。熟地黄经过加工后，味甘性微温，可养血滋阴，凡一切精血阴液亏虚偏寒或热轻者都可用之，为补血之要药。生地黄、熟地黄虽同出一物，但功效各异，因此应用时必须辨证论治，勿将二者混为一谈。

【注意事项】

1. 本品滋腻，易引起消化不良等症状，宜与陈皮、砂仁等同用，以促进消化。

2. 属气滞痰多、胃胀食少、大便稀薄者应忌用。

【药膳养生】

1. 补肾养血

熟地黄当归羊肉汤：羊肉 700 克，熟地黄 30 克，当归 15 克，黄芪 30

克，生姜适量。小火煮 3 小时，再加适量的糖、盐、大枣、鸡精等，小火再煮 15 分钟。这道药膳是通过补血达到补阴目的的，是在春季进补的一道非常不错的药膳，能补肾、助阳生发。

2. 补肺滋肾，润燥止咳

虫草熟地黄老鸭汤：虫草 10 克，熟地黄 40 克，去核大枣 6 枚，老鸭 1 只。将虫草、熟地黄、大枣放入鸭腹内，加开水适量，小火隔水炖 3 小时，调味后饮汤食肉。此汤具有滋肾、补肺、润燥止咳的功效，适用于肺肾阴虚所致的干咳、咽干、口渴等。

3. 补肾

熟地黄酒：熟地黄 30 克，白酒 500 克，熟地黄泡酒。适用于肾虚腰背酸软疼痛、腿膝无力等。

4. 滋阴补肾

熟地黄猪蹄：熟地黄 50 克，枸杞子 30 克，杜仲 30 克，淮牛膝 30 克，猪蹄 1 只，一起炖煮。适用于肝肾亏虚所致的腰膝酸软无力、头晕眼花、耳鸣耳聋等。

【古今验方】

1. 补血和血

熟地黄 12 克，当归 9 克，白芍 9 克，川芎 6 克，水煎服。适用于血虚引起的头晕眼花、心慌失眠、妇女月经不调或闭经等。

2. 益气补血

熟地黄、人参、白术、当归、白芍、川芎、白茯苓各 9 克，甘草 5 克，生姜 3 片，大枣 5 枚，水煎服。

3. 滋肾保肺，止咳化痰

熟地黄、生地黄、当归、麦冬各 9 克，百合 12 克，白芍、桔梗、贝母各 6 克，玄参、甘草各 3 克，水煎服。适用于肺肾阴亏引起的咳嗽气喘、痰中带血、咽喉燥痛、头晕目眩等。

龙眼肉

又名：桂圆肉。

性味归经：性温，味甘；归心、脾经。

滋补良药　孕妇禁用

龙眼肉是我国特产的水果，作为养生珍品被大众所喜爱。其甜美可口，不滋腻，善补心脾，适宜久服，为滋补之良药。《本草纲目》记载，"食品以荔枝为贵，而滋益则以龙眼为良。"

【龙眼肉小档案】

龙眼肉主产于福建、广东、广西、台湾、云南等地，属无患子科常绿乔木，药用部位为龙眼树的假种皮。在夏末秋初之季采摘成熟的果实（桂圆），除鲜食外，还可加工制干，在晒干或烘干后，去壳去核，将肉晒至干爽不黏，备用。另外，也能制罐、煎膏等。

现代研究发现，龙眼肉中含葡萄糖、蛋白质、脂肪、腺嘌呤、维生素 B_1、维生素 B_2、维生素 C、钙、铁、磷等。

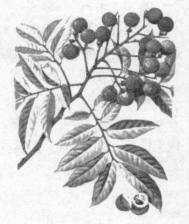

【功效主治】

功效　补益心脾，养血安神，益智。

主治　①用于心脾两虚及气血不足引起的心慌、失眠、健忘、乏力等。②用于久病体衰或老弱气血不足者。

【真伪鉴别】

伪劣的龙眼肉包括掺红糖龙眼及荔枝肉。龙眼肉一般呈半透明黄棕色或棕褐色，数片黏结，质柔润，不粘手，表面皱缩不平，内面光亮有细纹。掺红糖的龙眼肉形状、大小类似龙眼肉，棕红色，透明度差，仔细掰开会发现黏手，易潮，有沙粒样物质。荔枝肉红棕色或棕黑色，质柔略糙，粘手，表面皱缩不平，内面光滑有细纹但没有光泽。

【注意事项】

1. 龙眼肉虽然营养丰富，但孕妇不宜服用。妇女受孕后，大多阴血偏虚，滋生内热，服用龙眼肉后会助热引起胎热，不仅不能保胎，反而会引起流产或早产。

2. 心虚火旺、风热感冒、消化不良腹胀、痰湿偏盛者忌用。

【药膳养生】

1. 补心肾，益腰膝

栗子龙眼粥：龙眼肉 15 克，栗子 10 个，粳米 50 克，水适量，大火煮沸，再改用小火煮至熟烂。适用于精血不足、心慌失眠、腰膝酸软等。

2. 滋阴补肾，益气养血

枸杞龙眼粥：枸杞子 10 克，龙眼肉 10 克，鹌鹑蛋 10 个，冰糖适量。先将鹌鹑蛋煮熟后，再去壳加入药材和冰糖炖。适用于体弱血虚、腰膝无力等。

3. 补血，养心，益智

龙眼大枣粥：龙眼 30 枚，去核大枣 10 枚，粳米 100 克，红糖适量，煮粥，早晚各 1 次，适用于老年人气血不足者。

4. 止咳，润肺，健脑，益智

龙眼银耳蜜：龙眼肉 30 克，银耳 100 克，冰糖 30 克，水 1000 毫升，大火煮沸后改用小火煮 30 分钟。

5. 养心安神

每晚睡前服 10 枚龙眼，可用于心神不安、失眠多梦、记忆力减退等。

【古今验方】

1. 气血双补

龙眼肉 30 克，白糖 3 克，隔水炖。若再加入西洋参 3 克，则有补气血、清虚火的功效。

2. 益气补血，健脾养心

龙眼肉、白术、黄芪、酸枣仁、远志、当归等同用，水煎服。适用于妇女崩漏、月经超前、量多色淡或淋漓不止等。

3. 益气养心

西洋参 12 克，龙眼肉 60 克，隔水炖 30 分钟，加适量白糖，饮汤，每次 1 汤匙，每日 2 次。适用于气血两虚、心慌气短、失眠健忘、自汗盗汗等。

白芍

又名：毫芍、川芍。
性味归经：味苦、酸、甘，性微寒；归肝、脾经。

养肝、保肝之良药

白芍是养血理血之要药，为妇科常用药之一，具有养肝血、调肝气、平肝阳、缓急止痛的功效。《医学启源·卷下》中称白芍，其用有六：安脾经，一也；治腹痛，二也；收胃气，三也；止泻痢，四也；和血脉，五也；固腠理，六也。

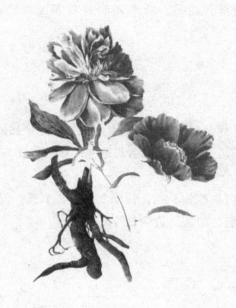

【白芍小档案】

　　白芍主产于安徽、四川、浙江、山东等地，以安徽亳县、涡阳的亳芍和四川中江的川芍最为地道。芍药属毛茛科植物，药用部位为芍药的根，一般夏秋采挖，置沸水中煮后除去外皮或去皮后再煮，晒干，切薄片，即得生白芍。

【功效主治】

　　功效　养血调经，平肝止痛，敛阴止汗。

　　主治　①用于血虚或阴虚有热的月经不调、痛经、崩漏等。②用于肝血亏虚引起的面色苍白、头晕耳鸣等。③用于肝气不舒或肝阳偏亢的头痛、胁肋疼痛、腹痛、四肢挛痛等。④用于阴虚自汗（不分睡时醒时，不因劳作而汗出，称为自汗）或盗汗（睡时汗出，醒则汗止，称为盗汗等）。

【注意事项】

　　1. 白芍不可与藜芦同用。

2. 阳衰虚寒腹痛、腹泻、麻疹初期兼有表证或透发不畅者等不宜使用。

【古今验方】

1. 治疗百日咳

白芍 15 克，甘草 5 克，每日 1 剂水煎服。并随证加减药物。若咳嗽频繁者加百部、百合等；若气喘痰鸣者加地龙、葶苈子、蜈蚣等。

2. 美白润肤

白芍、白术、白茯苓各 5 克，甘草 2.5 克，水煎，温服。适用于气血虚寒导致的皮肤粗糙、暗黄、黄褐斑等。

第十三章　补气类中草药

　　补气药是以补益脏腑之气、增强人体活动能力为主要作用的药物，包括人参、黄芪、白术、山药、白扁豆、甘草等。补气药多以治疗脾气虚和肺气虚疗效最显著。脾气虚证主要表现为食欲不振、精神疲惫、四肢无力、腹胀、大便稀薄或身体虚弱或周身浮肿或脱肛或胃下垂等。肺气虚证则主要表现为语声低微、少气懒言、易出虚汗、动则喘促等。补气药可以与相宜的药物配伍同用。如兼有血虚者配伍补血药，即可气血双补；兼有阴虚者配伍养阴药，即可益气养阴。另外，中医理论认为气血同源，补气即可生血，所以在临床上治疗某些气虚不摄引起的失血和血虚证时，也常使用补气药，或与止血、补血药同用。需要注意，补气药药性壅滞，易引起腹胀胸闷等，故须适当与理气药同用。

黄芪

又名：北芪。

性味归经：味甘，性微温；归脾、肺经。

补脾气之良药 治疮家之圣药

黄芪从清代开始即被推崇为"补气诸药之最"，又有"疮家圣药"之美称。有关黄芪的医疗功效，历代医书都有明确论述。《神农本草经》中黄芪被列为上品，主治痈疽久败疮，可排脓止痛，适用于大风癞疾、五痔、鼠瘘及小儿百病，还能补虚；《医学衷中参西录·药物》云："黄者，能补气，兼能升气，善温胸中大气下陷。"

【黄芪小档案】

黄芪属豆科草本植物，主产于内蒙古、吉林、山西、甘肃、黑龙江等地，其中以"中国黄芪之乡"陇西所产黄芪最为地道。药用部位为蒙古黄芪或荚膜黄芪的根，一般春秋二季采挖后，切去根头和须根，晒干，切片，或黄芪片中加入炼熟的蜂蜜炒至黄色不黏手，放凉备用。补气升阳宜用蜜炙黄芪，用于其他功效宜用未加工的黄芪。

【功效主治】

功效 补气升阳，益卫固表，敛疮生肌，利水消肿。

主治 ①用于脾气虚引起的气短乏力、食欲不振、大便稀薄等。②用于肺气虚引起的气短咳嗽、脾肺气虚痰多稀白等。③用于体虚多汗、表虚自汗等。④用于气血不足疮疡成脓日久不溃或溃后久不收口等。⑤用于气虚水肿、小便不利、尿少等。

【真伪鉴别】

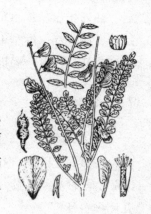

正品黄芪的横断面皮部为黄白色，木部淡黄色，有菊花心，呈放射状纹理及裂隙，嚼之微有豆腥味。伪品一般为圆叶锦葵或药蜀葵根：圆叶锦葵横断面皮部淡黄棕色，木部黄色，嚼之无豆腥味而略带黏性；药蜀葵根皮部白色，木部淡黄色，嚼之无豆腥味。

【注意事项】

疮疡初起或溃后热毒盛、胸闷、消化不良等内有积滞，表实邪盛或阴虚阳亢者不宜用。

【药膳养生】

1. 益气血，健脾胃

黄芪牛肉粥：新鲜牛肉 100 克，粳米 100 克，黄芪 10 克，葱花、盐、鸡精、胡椒粉、水各适量，煮粥，每日 2 次，温服。适用于贫血、体弱怕冷者。

2. 补脾益气，滋阴养血

黄芪乌鸡汤：黄芪 30~50 克，乌骨鸡 1 只，将乌骨鸡块与黄芪放入锅中，加适量水，炖熟，喝汤食肉。具有补中、益气、补血之功效。适用于妇女月经不调、痛经、老年体虚、经常感冒、脾胃虚弱、消化不良、消瘦等。

3. 益气健脾，利水消肿

黄芪鲤鱼汤：黄芪 30 克，鲤鱼 500 克，水适量，盐少许，隔水炖熟，喝汤食鱼。此汤具有开胃健脾、消水肿、利小便、益气活血的功效，适用于乏力、消瘦、产后体虚、营养不良性水肿、肾炎浮肿等。

4. 益气补血，健脾润肠

黄芪软炸里脊：猪里脊肉 400 克切条，水淀粉 20 克，蛋黄 1 个，拌匀后，油炸捞出，再将黄芪 50 克加水煎浓汁，加入葱、姜、盐、鸡精、料酒适量，调成汁，淋至里脊肉上食用。此品可补肾益气，益气固表，适用于自汗盗汗、浮肿、脱肛、再生障碍性贫血。

【古今验方】

1. 补肺气

生黄芪 12 克，白术 6 克，生牡蛎 12 克，山药 12 克，陈皮 6 克，防风 3 克，研细末，口服，每日 2 次，每次 3 克。适用于小儿呼吸道感染、小儿阳虚自汗等。

2. 疏肝健脾，化痰祛瘀

黄芪，丹参各 30 克，郁金、何首乌、浙贝母、佛手柑各 20 克，白术、桃仁、陈皮各 15 克，水煎服，每日 1 剂。适用于脂肪肝。

3. 补气，活血，通络

生黄芪 120 克，当归尾 3 克，赤芍 5 克，地龙 3 克，川芎 3 克，桃仁 3 克，红花 3 克，同用。适用于中风半身不遂、口眼歪斜、口角流涎等。

山药

又名：薯蓣、淮山。

性味归经：味甘，性平；归脾、肺、肾经。

健脑、明目、聪耳之佳品

山药是养生健身、药食兼用的植物，为补肺脾两脏之要药，健脑、明目、聪耳之佳品，深得世人喜爱，其功效已为千百年来的实践所证实。《神农本草经》记载，"久服耳目聪明，长肌肉"，《本草纲目》称山药能

"强筋骨，润皮毛，轻身延年，治虚劳羸瘦，补中，长肌肉"。近年来的研究又发现，山药具有诱生干扰素的作用，从而抑制肿瘤细胞增殖，有一定的抗癌功效。

【山药小档案】

山药属草本植物薯蓣科，主产于河南、江苏、广西、湖南等地，以河南新乡所产怀山药质量最佳。药用部位为山药的根茎，须霜降后采挖。切去根头，除去外皮及须根，泡透切厚片，干燥，即得生山药，或用麸皮拌炒干燥的山药片至淡黄色，再筛去麸皮，即为炒山药。补阴生津宜用生山药，健脾止泻则宜用炒山药。

【功效主治】

功效 益气养阴，补脾肺肾。

主治 ①用于脾胃虚弱引起的食少、乏力、大便稀薄、妇女带下等。②用于肺肾虚弱引起的咳喘少气、无痰或痰少而黏、男子遗精、女子带下清稀等。③用于消渴（糖尿病）属阴虚内热或气阴两虚者。④用于肾阴虚腰膝酸软、头晕盗汗等。

【真伪鉴别】

山药的伪品一般为参薯或甘薯。正品山药表面黄白色或淡黄色，有纵沟，偶有浅棕色外皮残留，断面白色，颗粒状，粉性，嚼之粘牙；参薯（方山药）表面棕黄色或类白色，有纵皱纹，断面类白色或淡黄色，有的散有浅棕色点状物，不平坦，嚼之亦有粘牙感；甘薯断面呈白色或淡黄白色，粉性，有黄棕色的线纹，近皮部可见淡黄色的环纹，嚼之不粘。

【注意事项】

1. 本品易助湿，内有积滞或湿盛者不宜单独服用，应酌情配伍理气药或燥湿药。

2. 有实热、实邪者忌用。

【药膳养生】

1. 补气健脾

山药粥：蝉衣 12 克，生黄芪 12 克，放入纱布袋中，与新鲜山药 50 克、薏米 20 克、赤小豆 20 克、莲子 12 克、大枣 10 枚、粳米 50 克及适量的白糖和水，煮粥。适用于小儿湿疹。

2. 补脾肺肾

山药羊肉汤：新鲜山药 50 克，羊肉 150 克，盐适量，三种材料共熬成汤。此汤可补虚损，温肾阳，健脾胃，益精气。适用于脾虚泄泻、虚劳咳嗽、消化不良、遗精、带下、小便频数等。

3. 补益脾胃

山药茯苓馒头：山药、茯苓各 100 克，研末，与面粉同用蒸制馒头。适用于小儿脾胃不健、虚弱食少、发育不良等。

4. 益气养血，美容养颜

人参山药汤：人参 10 克，水煎留汁。山药 75 克，大枣 10 枚，瘦猪肉 50 克，水适量，大火煮沸，改用小火再煮 15 分钟，加入人参汁和盐稍煮，即成。每日早晨空腹食用。适用于气虚面色暗黄、皮肤干燥等。

【古今验方】

1. 健脾益气

将生山药与炒山药 1∶1 研末，口服，每日 2 次。适用于脾虚食少、腹胀等。

2. 健脾止泻

山药、党参各 12 克，白术、茯苓各 9 克，神曲 6 克，水煎服。适用于脾虚久泻。

3. 补益肝肾，滋润血脉，降血压

新鲜山药 60 克，决明子 15 克，鲜荷叶 30 克。将荷叶放入纱布袋中，与决明子水煎 15 分钟，再放入山药丁，小火煮 10 分钟，过滤留汁，分为早晚服用。适用于肝火上炎型高血压病。

白术

又名：于术。

性味归经：味苦、甘，性温；归脾、胃经。

健脾燥湿之良药

白术是一种常用的补益类中药，亦为健脾燥湿之，良药，俗有"北参南术"之说。古时将苍术、白术统称为术，自《名医别录》之后，才予以分开。《本草通玄》载："白术，补脾胃之药，更无出其右者。土（指脾）旺则能健运，故不能食者、食停滞者、有痞积者，皆用之也。土旺则能胜湿，故患痰饮者、肿满者、湿痹者，皆赖之也。土旺则清气善升，而精微上奉，浊气善降，而糟粕下输，故吐泻者，不可阙也。"现代研究发现，白术有促进胃肠分泌、利尿排钠、降低血压、保护肝脏、防止肝糖元减少、增强肌力等作用。

【白术小档案】

白术属菊科植物，主产于浙江、安徽、湖北、江西等地，尤以浙江于潜、安徽皖南山区等地最为地道，于术为浙江于潜白术的简称。药用部位为白术的根茎，在冬季采挖。以米泔汁浸软后切厚片，干燥，即得生白术；与伏龙肝粉炒，再筛去土，即为土炒白术；炒至黑褐色，即为焦白术。燥湿利水宜用生白术，补气健脾宜用炒白术，健脾止泻宜用焦白术。

【功效主治】

功效　补气健脾，燥湿利水，止汗，安胎。

主治 ①用于脾气虚弱引起的食欲不振、疲劳乏力、消化不良、腹胀、大便稀薄或腹泻等。②用于脾虚所致有形之水积聚的水肿及无形之水积聚形成的痰饮。③用于气虚引起的自汗。④用于脾虚引起的胎动不安。

【真伪鉴别】

白术的伪品为大片苍术，常掺杂在白术之中。生白术片切面皮部黄白色，向内色渐深，稍凹陷，木部较小而居中，多呈窄条形，常成空洞，有散在朱砂点和裂隙，周边土黄色或灰褐色，有多数疣突及纵皱纹，嚼之略有黏性。苍术片切面浅黄白色或灰黄白色，散有多数橙黄色或棕红色的油点，或有白色毛状结晶，边缘不整齐，周边灰棕色或黑棕色，凹凸不平，有皱纹、横曲纹及根痕。

【注意事项】

1. 白术易伤阴，阴虚内热或津液不足者不宜用。

2. 胸闷、腹胀等气滞者忌用。

3. 《中国药典》明确规定，每日服用白术剂量 3~15 克之内应该是安全的。若大剂量服用白术，会抑制心脏跳动，严重时会导致心脏停跳。

【药膳养生】

1. 治疗寒湿腹泻

术姜茶：白术 12 克，干姜 3 克，水煎。

2. 补气健脾

白术饼：白面、白术、白糖、大枣等制饼，适用于脾胃气虚引起的腹胀、便溏、泻泄等。

3. 益气补肺，宁心安神

白术茯苓炖羊肚：羊肚 250 克，白术、茯苓各 10 克，蜜枣 2 枚，生姜、料酒各适量，加沸水，隔水炖至熟烂，滤药渣，加入适量盐、鸡精。

适用于不思饮食、盗汗、泄泻等。

【古今验方】

1. 补脾益肝

炒白术 6 克，炒白芍 6 克，防风 3 克，炒陈皮 4.5 克，水煎服。用于肠鸣腹痛、大便泄泻等。

2. 益气健脾，渗湿止泻

参芩白术散（药店有售）：人参、茯苓、炒白术、山药、炒白扁豆、莲子、炒薏苡仁、砂仁、桔硬、甘草等同用。适用于食欲不振、消化不良、腹胀、肠鸣腹泻、形体消瘦、四肢乏力等。

3. 治疗痛经

白芍、当归、川芎、熟地、白术、杜仲、黄芪各 15 克，麦芽糖适量，煮水泡脚。泡脚之前先用热气熏脚底，再开始泡脚，每次泡脚 30 分钟，持续 3 个月。上述中药可反复煎煮几次。适用于气亏血虚所致经期或经后小腹隐隐作痛、月经量少及色淡等。

4. 健脾燥湿，减肥

白术 500 克，水煮熟，加酒 250 克，去渣，浓缩，加大豆末 500 克，天门冬末 125 克，制蜜丸。

白扁豆

又名：扁豆。

性味归经：味甘、性微温；归脾、胃经。

能解酒毒、河豚鱼毒

白扁豆消暑解毒的作用一直备受重视，能够健脾化湿和中而不温燥，配伍不同的药物能够解酒毒、河豚鱼毒、砒霜毒、鸟肉中毒等。《药性本草》云："主解一切草木毒，生嚼及煎汤服。"《本草纲目》载"入太阴气分，通利三焦，能化清降浊，故专治中宫之病，消暑除湿而解毒也"。

【白扁豆小档案】

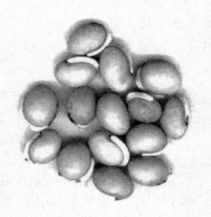

白扁豆属豆科植物，主产于湖南、河南、安徽、江苏等地。药用部位为扁豆的成熟种子，呈扁椭圆形，品种不同会有黑、白或红褐色，但只有色白粗圆者可入药，一般秋、冬季采收。晒干后去皮，将种子再晒干，即为生扁豆；微炒至黄色，因种子两侧突出易触锅底，以略带焦斑为度，即为炒扁豆，如果白扁豆受热不均，会影响药品的质量。健脾止泻以用炒扁豆为宜，消暑解毒以用生扁豆为宜。

【功效主治】

功效　健脾化湿、消暑解毒。

主治　①用于脾虚湿盛引起的食欲不振、大便溏泻、白带过多等。②用于夏季暑湿伤中引起的呕吐、腹泻等。③用于酒醉呕吐，可解酒毒、河豚鱼毒、砒霜毒等。

【真伪鉴别】

白扁豆一般为扁椭圆形，黄白色，有偏于一边的白色线形种脐。混淆品稍大，肾形或长圆形，乳白色，种脐白色扁圆形位于中央。也有部分混淆品为白扁豆的变种，如四川白扁豆、云南白扁豆作自扁豆入药，从外形上难以鉴别，需用蛋白黏度测定、薄层色谱及紫外光谱法进行鉴别。

【注意事项】

1. 白扁豆生食有毒，研末服应慎用。
2. 多食白扁豆会导致壅气，伤寒邪盛者忌用。
3. 患疟疾、寒热病者忌服。

【药膳养生】

1. 健脾，止泻，消暑

扁豆消暑粥：白扁豆 250 克，葡萄干 15 克，山楂糕 15 克，白扁豆用淘米水浸泡去皮，加水煮熟，再加白糖适量稍煮，撒上山楂糕、葡萄干，一日分 3 次空腹服用。适用于脾胃虚弱所致的腹泻、呕吐、食欲不振等。

2. 祛斑

扁豆山药薏米粥：白扁豆 10 克，薏米 10 克，芡实 10 克，莲子 15 克，山药 30 克，赤小豆 15 克，大枣 10 枚，加水适量煮 40 分钟，再加入粳米 200 克，煮熟，加冰糖适量，分为早晚服用。

3. 健脾益胃，消暑止泻

扁豆粥：炒白扁豆、薏米、小米各 100 克，煮烂。适宜夏季食用。此粥具有消暑化湿、健脾消食的功效。适用于老年人脾胃虚弱、久泻、小儿疳积以及暑天肠胃不适等。

4. 健脾化湿

扁豆棉花粥：炒扁豆 30 克，木棉花 25 克，灯芯花 10 扎，大米 60 克，鲜荷叶和水各适量，煮粥。适用于肥胖症、高脂血、胆固醇过高等。

【古今验方】

1. 治疗急性肠胃炎

炒白扁豆 50 克，木瓜 10 克，水煎服。

2. 健脾，利水，解毒

白扁豆 50 克，炒熟研末，米汤送服，每日 3 次，每次 6 克。适用于赤白带下、久泄、暑泄、水肿以及轻度食物中毒等。

3. 治疗脱发

白扁豆 150 克，用水泡发后蒸熟，捣泥，黑芝麻、核桃仁以 2：1 的比例，放锅中炒香，研末，然后油炒扁豆泥，水分将尽时，放入白糖及黑芝麻、核桃仁末适量，拌匀即可。

4. 解毒

与芦根同用解河豚鱼毒，与白豆蔻、砂仁等同用解酒毒。

5. 治疗恶疮连痂痒痛

白扁豆研末外敷。

甘草

又名：国老。

性味归经：味甘，性平；归心、肺、胃经。

诸药之调和者

甘草是一味很神奇的药物，其有调和诸药的功效，是"虽非君而为君所宗"之药，可以缓解峻猛药物的烈性而又不失药效，可以解药毒、减轻药物的副作用。梁代陶宏景称之为"国老"。《本草备要》说甘草"通行十二经，解百毒药"。《本草疏证》认为，"甘草之用生、用炙确有不同，大率除邪气、治金创、解毒，皆宜生用；缓中补虚、止渴宜炙用。"

【甘草小档案】

甘草主产于内蒙古、甘肃、山西，新疆等地，属豆科植物，药用部位为甘草的根及根状茎，在春、秋季采挖。风干，润透切片，晾干，即为生甘草；加炼熟蜂蜜及少许开水，拌匀，炒至深黄色不粘手，放凉，即为蜜

炙甘草。清热解毒宜用生甘草，补脾益气、缓
急止痛宜用炙甘草。

【功效主治】

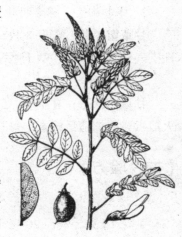

功效　补脾益气，清热解毒，润肺止咳，
缓急止痛，调和药性。

主治　①用于脾胃虚弱引起的倦怠无力、
食欲不振、大便稀薄等。②用于心气不足引起
的心慌、脉律不齐等。③用于咳嗽气喘、痰多
或无痰等。④用于脾虚或血虚引起的腹痛或四
肢痛。⑤治疗热毒疮疡的咽喉肿痛等。⑥用于
解药物、农药、食物中毒及蛇毒等。

【真伪鉴别】

甘草呈圆柱形，长 25~100 厘米，直径 0.6~3.5 厘米，外皮松紧不一，
表面红棕色或灰棕色，具显著纵皱纹、沟纹、皮孔及稀疏的细根痕。质坚
实，断面略呈纤维性，有的有裂隙。表面有芽痕，断面中部有髓。气微，
味甜而特殊。而刺果甘草顶端有多数茎残基。有纵皱纹及横向皮孔。横断
面灰白色，木部浅黄色，中央有小型的髓。质坚硬，气微，味苦涩。根茎
具芽痕和髓。

【注意事项】

1. 甘草易助湿壅气、湿盛胸腹胀满及呕吐者忌用。

2. 甘草不宜与甘遂、大戟、芫花、海藻、水杨酸衍生物以及降血糖药
同用。

【药膳养生】

1. 清热解毒

绿豆甘草水：绿豆，甘草（1~2 片），水煎，每日 1 次。

2. 补中益气，解毒润肺，止咳化痰

甘草蜜枣茶：蜜枣 8 枚，生甘草 6 克，水煎服，每日 2 次。适用于慢性支气管炎、咳嗽、咽干咽痛等。

3. 治口臭

甘草苹果茶：甘草 10 克，香菜 5 克，苹果 1 个，切好放入炖杯中用小火煎煮，再加适量蜂蜜。每日 1 次，连续 5 天。

【古今验方】

1. 清热，平肝

菊花 15 克，黄芪 20 克，甘草 20 克，开水冲，代茶饮。适用于咽痛干咳、头晕目眩等。

2. 清热解毒

乌梅肉 10 克，生甘草 10 克，沙参 10 克，麦冬 10 克，桔梗 10 克，玄参 10 克，捣碎，每次用 15 克，以沸水冲泡，温浸 1 小时，饮汁。每日 1 剂。适用于小儿扁桃体炎。

3. 益气养阴

黄芪 15 克，麦冬 10 克，甘草 3 克，水煎。适用于反复感冒兼口干咽干者。

4. 慢性咽炎

生甘草 10 克，开水泡代茶饮，甘味不显时换药，直至症状消除（1~2个月）。服用期间禁食鱼、辣、糖等食物。

5. 皮肤皲裂

甘草 50 克，75%酒精 200 毫升，泡 24 小时，过滤留汁，再加甘草油200 毫升，涂抹患处。

6. 慢性喉炎

生甘草 5 克，桔梗 10 克，开水冲服。

大枣

又名：红枣。
性味归经：味甘，性温；归脾、胃经。

天然维生素丸

俗话说："五谷加大枣，胜过灵芝草"，常食大枣有益健康。大枣既是益气养血的中药，又是营养丰富的食品，维生素 C 的含量极高，故也将其称为"天然维生素丸"。现代研究发现，大枣、具有延缓衰老、提高免疫功能、保护肝脏、抗过敏、抗肿瘤等作用。

【大枣小档案】

大枣主要产于河北、河南、山东、山西、陕西等地，为鼠李科落叶灌木或小乔木枣的成熟果实，以色红、肉厚、饱满、核小或无核、味甜者为佳。煎煮时，需将大枣撕开，有利于将有效成分煎出。大枣中含有丰富的蛋白质、维生素 C、人体必需氨基酸苏氨酸以及三萜皂苷类、生物碱、黄酮类、有机酸类等有效成分。

【功效主治】

功效　补气健脾，养血安神，缓和药性。
主治　①用于中气不足及脾胃虚弱引起的体倦、乏力、食少等。②用于血虚引起的面黄、头晕、眼花、妇女月经量少及色淡等。③用于心虚肝郁引起的精神恍惚、睡眠不佳、神志失常等。

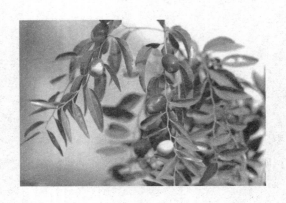

【鉴别选购】

小枣皮色深红，大枣皮色紫红。新货以有自然光泽为佳，陈货以有薄霜者为佳。特别要注意蒂端有无穿孔或粘有咖啡色粉末，如有则表明果肉已被虫蛀，掰开后可看到肉核之间有一圈虫屑。手攥红枣，感觉坚实，肉质细。手感松软粗糙的是未干透的，质量较差；湿软而粘手的，很潮，不能久贮。剖开红枣，肉色淡黄、细实，没有丝条相连，入口甜糯，则品质好；肉色深黄，核大，有丝条相粘连，口感粗糙，甜味不足或带酸涩味的品质次。

【注意事项】

1. 大枣易助湿滞气，生痰蕴热，故有实热、痰热、湿盛、滞气等症者不宜用。

2. 鲜枣进食过多可引起腹泻。

3. 大枣不宜与葱同用，会导致脾胃不和。

4. 食枣后应及时漱口，否则易引起齿黄或龋齿。

【药膳养生】

1. 治疗中老年人低血压

大枣山药粥：大枣20枚，太子参10克，山药30克，薏米20克，莲子 10 克，大米 50 克，煮粥，分为早晚食用。

2. 治疗中老年人性功能减退

大枣全虾粥：去核大枣 20 枚，全虾（不去头及外壳）50 克切段，韭菜 10 克切段，大米 100 克，煮粥，分为早晚食用。适用于有腰膝酸软、性欲减退、遗精阳痿等。

3. 健脾养心，降压降脂

芹菜大枣汤：芹菜 200 克，大枣 30 枚，水煎 30 分钟，喝汤，食芹菜及大枣。适用于高血压、高脂血及冠心病的辅助治疗。低血压者不宜用。

4. 健脾补血

大枣粟米粥：大枣 10 枚，粟米 100 克，清水适量。将大枣洗净，去核；粟米淘洗干净。锅置火上，放入适量清水、粟米和大枣，先用旺火煮沸后，再改用小火煮至粥成。适合产妇食用，有利健身。

【古今验方】

1. 抗过敏

大枣 20~50 枚，每日服用，适用于过敏性鼻炎、过敏性哮喘、过敏性紫癜、荨麻疹等的辅助治疗。

2. 补肝，益肾，健脑

桑椹 30 克，去核大枣 50 克，水适量，小火煮烂，加糖适量，适用于神经衰弱、失眠等。

3. 治疗产后失眠

大枣 10 枚，当归 5 克，酸枣仁 5 克，水煎服，分为早晚服用。

4. 治疗黄疸型肝炎

大枣 250 克，茵陈 60 克，水煎，喝汤吃枣，分为早晚服用。

野山参

又名：**高丽参**。

治虚劳内伤第一要药

【野山参小档案】

　　野山参药源稀少，多用人工栽培"园参"入药，主产于吉林、辽宁、黑龙江等地，9 月采挖 5~7 年的园参根部，剪去小支根，用硫黄熏，日光下晒干或于 40℃~50℃烘干，即为生晒参；小支根蒸 2~2.5 小时，再晒干或烘干，即为红参。生晒参具有补气生津、养阴清热、宁神益智的功效，多适用于气阴不足者，红参多适用于气弱阳虚者。高丽参又名"别直参"，其性质与国产的野山参相似，多用于调养久病体虚。另外，人参花蕾也可调节人体阴阳平衡。现代研究发现，人参中含有多种人参皂苷、多种人参多糖、单糖、氨基酸、蛋白质、酶、生物碱、挥发油、微量元素等。

【功效主治】

　　功效　大补元气，补脾益肺，生津安神。
　　主治　①用于气虚欲脱、脉微欲绝之危重症。②用于脾胃气虚引起的食少、乏力、呕吐、泄泻等。③用于肺气不足引起的气短、乏力、自汗、语声低微等。④用于气虚津伤引起的口渴、消渴等。⑤用于气血亏虚引起的心慌、失眠、健忘等。

【注意事项】

1. 人参不宜与藜芦、皂角、五灵脂同用。

2. 服用人参期间不宜吃萝卜、喝茶。

3. 服人参胀闷者，可用莱菔子煎汤缓解；防其助火，可与天冬、生地等同用；防其碍气，可与陈皮、砂仁同用。

4. 人参毒性很小，如服 200 毫升或大量人参根粉，可致中毒，出现头痛、头晕、皮肤瘙痒、体温升高及出血等。

【药膳养生】

1. 补气安神

人参猪心汤：人参 5 克，玉竹 15 克，五味子 10 克，装入猪心中煮熟。去玉竹、五味子，食猪心与人参，饮汤。适用于心气虚损、惊悸怔忡、自汗失眠。

2. 温暖命门，滋养精血，润肠通便

参茸回春酒：人参 15 克，鹿茸 5 克，黄芪 30 克，当归 15 克，熟地 20 克，黄精 20 克，枸杞子 50 克，生首乌 20 克，锁阳 20 克，龙眼肉 30 枚，浸入优质白酒 1 千克，密封，常振荡，10～15 天后即可饮用。每日临睡前饮 20 毫升左右。适用于严重贫血、白细胞减少、基础代谢率低下、怕冷、性功能障碍、早生华发、便秘、皮肤瘙痒及神经衰弱等。

3. 补中益气

人参卷：人参和黄瓜各 1 根切片，浸蜂蜜水或砂糖中。把 2 片紫甘蓝切丝，3 个枣（去核）、2 个松子仁切碎，再加入蜂蜜混合做馅，包入浸过蜂蜜水或砂糖水的人参片和黄瓜片中，卷成卷即可。

【古今验方】

1. 益气健脾

人参（去芦）、白术、茯苓（去皮）各 9 克，炙甘草 6 克，水煎服。适用于面色苍白、语音低微、气短乏力、食欲不振等。

2. 益气生津，敛阴止汗

人参 9 克，麦门冬 9 克，五味子 6 克，水煎服。适用于温热暑热耗气伤阴引起的神疲乏力、气短懒言、咽干口渴或久咳肺虚、气阴两虚等。

3. 健脾和胃，消食止泻

人参、白术、木香、黄连、陈皮、山药、神曲等同用制丸（药店有售，又名"人参健脾丸"）。适用于腹胀、食少难消、大便稀薄等。

4. 健脑强身，补中益气

茶叶 15 克，五味子 20 克，人参 10 克，龙眼肉 30 克。将茶叶、五味子、人参、龙眼肉用沸水冲泡 5 分钟，可随意饮食。适用于未老先衰、青年贫血、体弱。服用期间，如出现不适，应暂停服用。

西洋参

又名：花旗参、洋参、西洋人参。

不热不燥，清补之品

【西洋参小档案】

西洋参属五加科人参，多年生宿根性草本植物。西洋参原产北美洲的加拿大南部和美国北部，分布于北纬 30°~40°、西经 67°~125° 的范围内。20 世纪 40 年代我国曾从加拿大引种，未果。1975 年以后，我国陆续从美国引进种子，分别在吉林、辽宁、黑龙江、陕西、江西、贵州、云南、河北、山东、安徽以及福建等省引种栽培成功，其中东北三省、陕西秦巴山区普遍栽培，尤其是福建、云南等高海拔山区的引种成功，为我国西洋参栽培区域向低纬度范围扩大生产提供了依据。西洋参以根入药，一般秋季

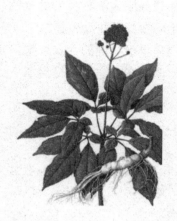

采挖生长 3~6 厘米的根，晒干。其含有西洋参皂苷、挥发油、多糖、蛋白质、核酸、氨基酸、甾醇类、黄酮类、维生素、人体必需微量元素等。

【功效主治】

功效　补气养阴，清火生津，有抗缺氧、降血糖、抗心律失常和养颜的功效。

主治　①用于津液亏虚口干舌燥、肠热津亏便血等。②用于气阴两虚引起的心烦、疲倦、口渴等。③用于肺肾阴虚及虚火旺盛引起的痰少咳喘或咳中带血。④用于抗癌、抗辐射、抗衰老。⑤用于慢性胃炎和肠胃衰弱。⑥用于动脉硬化、老年痴呆、肝脏疾病。

【真伪鉴别】

购置西洋参时应从体、芦、皮、色、味五个方面进行认真观察鉴别其真伪。

体：正宗西洋参的参体应呈纺锤或圆柱形，质重且坚硬。

芦：即参的芦头，正宗西洋参的芦头和芦碗都应具有明显的环状纹节。

皮：正宗西洋参的表皮应有横向环纹或线状皮孔疙瘩，并有细密而浅的纵皱纹、横纵纹呈现网络状相交，断面皮部可见黄棕色点状树脂道，形成明显的层环纹。

色：正宗的西洋参的表面应为浅黄色或米黄色，折断后断面平坦，有梅花纹，而不是我国产生晒参的菊花纹和黄白色，略显粉性。

味：这是鉴别真假西洋参最关键的一点。正宗西洋参含入口中，最初的感觉是微苦，然后嚼之略有辛苦之感，最后咽下，回味应缓缓而返，而且参香味越来越浓。

【注意事项】

1. 服用西洋参期间不宜饮茶，因茶中含有鞣酸，与西洋参的有效成分结合不利于吸收；也不宜喝咖啡。

2. 服用西洋参期间不宜吃萝卜，因萝卜具有破气之功，与西洋参补气作用相悖。

3. 西洋参不宜与藜芦同用。

4. 忌用铁器及火炒或炮制西洋参。

5. 中阳虚衰、寒湿中阻及气郁化火等实证或火郁证者忌用西洋参。

6. 小儿发育迟缓、消化不良者，不宜服西洋参。

7. 感冒咳嗽或急性感染有湿热者，也不宜服西洋参。

【药膳养生】

1. 滋补强身

西洋参炖乌鸡：乌骨鸡或母鸡 1 只，西洋参 10 克，将西洋参切片，放入鸡腹内，隔水炖熟，食肉饮汤并嚼食西洋参。适用于年老体弱或热病后气虚阴亏等。

2. 益气，养阴，生津

西洋参酒：西洋参 30 克，醪糟 500 克，浸泡 7 日后饮用，每日 2 次，每次空腹饮 20~50 毫升。醪糟尽再续，至味尽后取参嚼服。适用于气阴两虚引起的疲倦乏力、口渴咽干等。

3. 固精安神

参笋煲乌鸡：西洋参 10 克，乌骨鸡 1 只，冬笋 150 克。将乌骨鸡洗净剁块，下料酒腌 15 分钟，用开水烫去血沫；西洋参用温水泡软切片；葱、生姜洗净拍松；冬笋切花叶形。取压力锅，下入乌鸡块、料酒、盐、葱、生姜、西洋参、鲜汤，上火烧开后 10 分钟取出，放入容器中，并倒入适量原汤，再蒸 10 分钟即可。

【古今验方】

1. 补气养阴，清火生津

将西洋参研细末，每次 5 克，用纱布包好，用沸水冲泡，代茶饮。适用于阴虚发热、虚火牙痛、肺虚久咳等。

2. 清暑益气

西洋参 5 克，西瓜翠衣（西瓜皮）30 克，绿豆 15 克，水煎服。适用于暑热伤身、汗多、心烦、口渴、少气等。

3. 健体美颜

西洋参 3 克，大枣 10 枚，粟米 100 克。先将西洋参洗净，置清水中浸泡一夜，切碎西洋参；洗净大枣；将西洋参、大枣、粟米及浸泡西洋参的清水一起倒入砂锅内，再加些清水，小火熬 60 分钟。每日 1 次，早晨食用。久食此粥可使身体变得强壮，皮肤变得细腻红润。适用于四肢无力、气虚体弱、面色苍白无光泽者。感冒发热时停服。

4. 补气生津

西洋参 5 克，龙眼肉 30 克，冰糖 20 克，清蒸。治气血虚弱或老年津液不足、心悸等，为补气血之良方。

5. 润肺止咳

西洋参 5 克，百合 30 克，加蜂蜜 80 克，蒸热食之。可治肺阴虚咳嗽。

6. 鹅口疮

西洋参 3 克，莲子去芯 12 枚，冰糖 25 克，将西洋参切片，与莲子放在小碗内加水泡发后，再加冰糖，隔水蒸炖 1 小时，喝汤吃莲子肉，剩下西洋参片，次日可再加莲子同法蒸炖。西洋参可用 2 次，最后 1 次吃掉。适用于虚火上浮引起的鹅口疮。

党参

又名：狮头党、潞党参。

脾肺气虚之常用品

【党参小档案】

党参主产于山西、陕西、甘肃等地，是一种野生或栽培的常用中草药，其中以山西上党出产的最为地道，因此而得名党参。正品为桔梗科植物党参的根，秋季采挖，晒至半干，用手或木板搓揉，使皮部与木质紧贴，再晒，反复3~4次即成。现代研究发现，其主要成分有甾醇、内酯、挥发油、生物碱、氨基酸及多种微量元素等。

【功效主治】

功效 补中益气，生津养血。

主治 ①用于中气不足引起的体虚疲倦、食少肢乏等。②用于肺气亏虚引起的语声低微、气短咳喘、动则加重等。③用于气血亏虚引起的心慌头晕等。④用于气津两伤引起的口渴气短等。

【注意事项】

1. 党参会补气生热助邪，正虚邪实者不宜单独使用。

2. 党参不宜与藜芦同用。

3. 党参用量过大，每剂超过63克，会引起心前区不适和脉律不齐。

【药膳养生】

1. 健脾利湿，补气补血

薏苡仁党参粥：薏苡仁 30 克，党参 15 克，大米 200 克，把薏苡仁洗净，去杂质，党参洗净，切片，大米淘洗干净。将大米、薏苡仁、党参放入锅内，加水 1000 毫升，置大火上烧沸，再用小火煮 45 分钟即成。每日 1 次，早餐食用。适用于高血压气虚湿阻型患者食用。

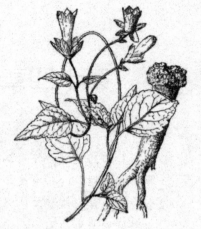

2. 补益肝肾

党参蒸鸭块：鸭半只，洗净沥干，斩块，用盐、姜片、香油、酱油、淀粉拌匀略腌；党参 10 克温水浸软捞起，大枣 6 枚洗净去核，胡萝卜切片。将所有材料拌匀，下铺葱段入锅蒸约 40 分钟至熟即可。

【古今验方】

1. 治疗低血压

党参 15 克，黄精 12 克，肉桂 10 克，大枣 10 枚，甘草 6 克，水煎服，每日 1 剂，连续服 15 日。

2. 治疗高脂血症

党参、玉竹各 1.25 克，制蜜丸，每天等份服 2 次，连续 45 天为一疗程。

第十四章　补阳类中草药

　　补阳药是以温补人体阳气为主要作用，治疗阳虚证的一类药物，包括鹿茸、冬虫夏草、淫羊藿、海马、补骨脂、杜仲、肉苁蓉、海狗肾、益智仁、核桃仁、紫河车、蛤蚧等。此类中药多以温补肾阳为主，因为肾阳为一身之元阳，乃诸阳之本，肾阳虚衰则会致使各个脏腑阳气不足。肾阳虚证患者会有如下临床表现：怕寒肢冷、腰膝酸软、性欲减退、阳痿早泄、宫冷不孕、崩漏不止、白带清稀、夜尿频多、腹泻、耳鸣、头晕、须发早白、小儿发育不良、囟门不合等。在临床应用时，阳虚常与气虚或阴虚并见，需要根据患者的不同症状辨证论治，将补阳药与补气药或补阴药等配伍使用。另外，需要注意，补阳药多温燥，易助火伤阴，故阴虚火旺者（表现为潮热盗汗、手足心热、咽干口燥、失眠多梦、大便干燥等）不宜用，用则阴越虚，火越旺。

冬虫夏草

又名：虫草。
性味归经：味甘，性平；归肺、肾经。

平补阴阳治虚圣药

冬虫夏草药具有抗肿瘤、调节机体免疫力、调节心血管、延缓衰老、增强常压耐缺氧能力、抗肾损伤、抗病原微生物、平喘祛痰等作用，并因其良好的功效而享誉国内外。《本草备要》中记载，"冬虫夏草，甘平，保肺益肾，止血化痰，止劳咳，四川嘉定府所产者佳。冬在土中，形如老蚕，有毛能动，至夏则毛出土上，连身俱化为草。若不取，至冬处复化为虫。"

【冬虫夏草小档案】

冬虫夏草主产于中国西藏、四川、云南、贵州、青海、甘肃等高原地区（海拔 3000~6000 米），以个大、粗壮、黄褐色为佳，是麦角菌属虫草菌寄生在蝙蝠蛾科昆虫幼虫体上的子座和幼虫尸体的复合体，需在初夏子座出土、孢子未发散时采挖，晒至 6~7 成干，除去似纤维状附着物及杂质，再晒干或低温干燥。

【功效主治】

功效 益肾壮阳，补肺平喘，止血化痰。
主治 ①用于肾阳虚衰引起的腰膝酸软、性功能障碍、耳鸣耳聋等。②用于肺虚或肺肾两虚引起的久咳或咳痰咯血等。③用于病后体虚不复或阳虚自汗怕冷等。④各类肿瘤、呼吸道疾病、循环系统疾病、泌尿系统疾

病及糖尿病患者都可根据具体病症酌情服用
虫草。

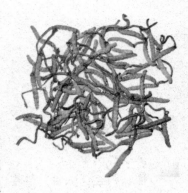

【真伪鉴别】

正品冬虫夏草形体如蚕，长 3~5 厘米，
粗约 0.3~0.8 厘米。伪品凉山虫草或用面和
豆粉制成的虫草形体较粗大，地蚕呈棱形或
长棱形，略弯曲。冬虫夏草的外表呈土黄色
或黄棕色，而分枝虫草的外表呈黄绿色，入水后呈黄褐色或黑褐色，凉山
虫草外表呈棕褐色，地蚕外表呈淡黄色或灰黑色，面和豆粉制虫草外表呈
棕红色。冬虫夏草全身有足 8 对，近头部 3 对，中部 4 对，近尾部 1 对，
其中以中部 4 对最明显。凉山虫草有足 9~10 对，比冬虫夏草多足 1~2 对，
其他虫草的足不够明显。

【注意事项】

1. 虫草应低温保存，常温易变质。
2. 阴虚火旺证、湿热证、化脓性感染者不宜用。
3. 有表邪者（如风寒感冒、风热感冒或发热等）慎用。

【药膳养生】

1. 调补肝肾，益精壮阳

虫草枸杞羊肉汤：虫草 20 克，羊肉片 500 克，淮山药 30 克，枸杞子
15 克，生姜、蜜枣、水各适量，先用大火煮沸，再改用小火炖熟，加盐适
量。适用于肝肾亏虚引起的宫冷不孕、精少不育、子宫发育不良、女性带
下、阴冷不育、腰酸脚软、夜尿频多、阳痿早泄等。需注意外感发热、湿
热内蕴者不宜服用。

2. 滋阴补肾

虫草鸭：冬虫夏草 5 枚，老雄鸭 1 只，将虫草放入鸭中，以线扎好，
加酱油、料酒各适量，蒸烂。可改善肺肾俱虚、腰痛乏力。适用于头晕眼

花、耳鸣耳聋、腰膝酸痛、失眠烦躁、手足心热等。也适用于乙型肝炎、糖尿病、红斑性狼疮等疾病的辅助治疗。

3. 补虚益气，止咳平喘，活血止痛

虫草酒：虫草 50 克，白酒 500 毫升，浸泡 30 天后饮用，每次 15~30 毫升，每日 2 次。适用于痰饮咳喘、虚劳咳血、自汗盗汗、心慌失眠、神疲乏力、阳痿遗精、腰膝酸痛等。具有补肺益肾、止咳化痰之功。

【古今验方】

1. 补肺，平喘，止咳

虫草 3 克，仙鹤草 15 克，百合 20 克，水煎服，每日 1 次。适用于老年慢性支气管炎、久咳不愈、气喘等。

2. 治疗冠心病

虫草烘干后，研细末，每次 0.5 克，每日一次，连续 2 周。能够改善冠心病胸闷、心痛、心律失常等症状。

3. 预防动脉粥样硬化

金水宝（人工虫草制剂），每次 3 粒，每日 3 次，连续 8 周。可预防动脉粥样硬化。

淫羊藿

又名：仙灵脾。

性味归经：味辛、甘，性温；归肝、肾经。

助肾阳、祛风湿之良药

古代著名医家陶弘景曾记载一则故事：西川北部有一种羊，食藿草后一日内交配百次，因此，藿草便命名为"淫羊藿"。淫羊藿又名仙灵脾，可见其功效犹如神仙和精灵。《神农本草经》认为，其有"利小便，益气力，强志"等作用，《日华子本草》称其能"补腰膝，强心力"，可用于"一切冷风劳气"及"丈夫绝阳不起，女子绝阴无子，筋骨挛急，四肢不任……"

【淫羊藿小档案】

淫羊藿主产于陕西、四川、广西、湖北、辽宁等地，属小檗科多年生草本植物，药用部位为淫羊藿、箭叶淫羊藿、柔毛淫羊藿、巫山淫羊藿或朝鲜淫羊藿的全草，多在夏、秋季收割。淫羊藿除去粗梗和杂质，晒干，切丝生用或用熔化的羊脂油炒淫羊藿丝，即为炙淫羊藿。

【功效主治】

功效 补肾壮阳，祛风除湿，止咳平喘。

主治 ①用于肾阳虚衰引起的腰膝酸软、夜尿频多、阳痿遗精、滑泄、宫冷不孕等。②用于肝肾不足引起的四肢冷痛、挛急抽搐等。③用于风寒湿邪侵袭人体引起的肢体麻木、四肢痹痛等。④用于肾阳虚引起的喘咳或更年期高血压。

【真伪鉴别】

淫羊藿叶卵圆形，叶尖呈微尖或钝圆形，叶基为心形，叶面上有微毛。黔岭淫羊藿叶片较窄短，叶背有棕色茸毛，该淫羊藿苷类成分含量低，质量差，不适合药用。

【注意事项】

1. 淫羊藿壮阳助火，实热证及阴虚火旺者不宜用。
2. 临床应用时应酌情配伍滋阴药，切勿耗伤肾阴。
3. 性欲亢进者不宜服用。

【药膳养生】

1. 温肾壮阳

二仙羊肉汤： 淫羊藿 10 克，仙茅 5 克，用纱布包好，羊肉片、龙眼肉各适量，加水，大火煮沸后，再改用小火煮 3 小时，加盐适量，喝汤食肉。每日 1~3 次。适用于男子更年期肾阳虚引起的性欲淡漠、面目或四肢水肿、烘热汗出、汗后恶寒、食少、尿频等。

2. 补肾壮阳，祛风除湿

淫羊藿酒： 淫羊藿 50 克用纱布包好，放入 250 毫升醪糟中，密封，每日振摇 1 次，7 日后每周振摇 1 次，15 天后饮用，每次 30 毫升，每日 2 次。适用于肾阳虚衰引起的男子阳痿早泄、风湿痹痛、四肢痉挛、麻木不仁等。

3. 补肾壮阳

淫羊藿狗肉汤： 淫羊藿 10 克用纱布包好，狗肉 1000 克，加水适量，煮沸后，加葱、姜、料酒、茴香、桂皮等，肉熟后放入盐、鸡精、猪脂各适量。适用于肾虚引起的阳痿、早泄、遗精等。

4. 治疗早泄

补肾止泄酒： 金樱子 100 克，党参、续断、淫羊藿、蛇床子各 50 克，白酒 2500 毫升，将药物放入酒中密封半月后服用，每日 2 次，每次 20 毫升。适用于肾气亏虚型早泄。

【古今验方】

1. 治疗风湿痹痛

淫羊藿 20 克，威灵仙 15 克，桂枝 10 克，牛蒡 20 克，生姜 15 克，红枣 10 枚，乌蛇肉 150 克，煮汤调服。

2. 治疗夜尿频多

淫羊藿 15 克，益智仁 15 克，肉桂 9 克，水煎，分为 2 次服用，每日 2 次。

3. 补肾助阳，益气摄血

淫羊藿 10 克，黄芪 12 克，淮山药 12 克，巴戟天 10 克，鹿角片 10

克，水煎 45 分钟，每次 150~200 毫升，每日早、晚各 1 次，宜空腹饮用。适用于肾阳虚引起的男子精中带血、畏寒怕冷、腰膝无力等。

补骨脂

又名：破故纸。

性味归经：味苦、辛，性大温；归肾、脾经。

善治肾虚寒乘　冬令补肾佳品

补骨脂辛温疏散，可温肾壮阳，除风寒冷邪，是冬补佳品。《本草求真》认为，该药能够治疗"火衰而见腰膝冷痛、肾冷流精、肾虚泄泻及妇人肾虚胎滑……"现代药理研究表明，补骨脂所含的挥发油还具有抗癌作用，可治疗放疗、化疗引起的白细胞减少，并可收缩子宫及缩短出血时间，治疗月经过多、流产出血、避孕药及节育环引起的出血等。

【补骨脂小档案】

补骨脂属一年生草本植物豆科类，常生荒野或田边荒地上，主产于河南、四川、陕西、安徽等地。药用部位为补骨脂的成熟果实，呈椭圆形，黑色，基部有宿萼，不开裂；种子 1 颗，肾形，略扁，棕黑色。于秋季果实成熟时采取，晒干，生用。也可用盐水拌匀，炒至微鼓起，即盐水炒用补骨脂。现代研究发现，补骨脂中含有挥发油、树脂、皂苷、多糖、脂肪酸、香豆精类衍生物、黄酮类化合物、铜、锌、硒等。

【功效主治】

功效　补肾壮阳，固精缩尿，温脾止泻，纳气平喘。

主治 ①用于肾阳虚引起的腰膝冷痛、重坠、阳痿遗精、尿频等。②用于脾肾阳虚引起的腹胀、肠鸣、腹泻等。③用于肾不纳气引起的虚喘。④外用治疗白癜风。

【真伪鉴别】

正品补骨脂呈肾形，略扁，表面呈黑色、黑褐色或灰褐色，具有细微网状皱纹，表面有褐色腺点，果皮薄，有油性。混用品来源于茄科植物曼陀罗种子，味辛、苦，性温，有毒，以种子毒性最大，服三粒后，可引起头昏、麻舌、心慌等中毒症状，略呈三角状或肾形，扁平，表面呈褐色，具有网状皱纹，果皮稍厚。

【注意事项】

1. 属于阴虚火旺引起的眼红口苦、遗精、尿血、大便干燥、小便短涩等不宜服用。

2. 湿热成痿引起的乏力者不宜服用。

3. 有报道称，单味使用补骨脂会刺激胃黏膜引起腹痛、恶心、呕吐等症状。

【药膳养生】

1. 补气养血

清炖牛蹄筋：牛蹄筋 100 克，先加水煮 30 分钟，再将补骨脂 10 克、鸡血藤 30 克用纱布包好，与牛蹄筋同煮。适用于贫血。

补骨脂猪腰汤：猪腰 90 克，补骨脂 15 克，盐 1 克。猪腰洗净，切块，与补骨脂加水适量同煮加盐调味。饮汤食猪腰。适用于五更肾泻、肾虚腰痛、遗精、肾虚耳聋等。

【古今验方】

1. 治疗肾阳虚腰痛

补骨脂 12 克，胡桃仁 30 克，杜仲 10 克，肉苁蓉 10 克，续断 9 克，水煎，每日 1 剂，分为早晚服用。

2. 治疗牌肾阳虚引起的五更泻

补骨脂 15 克，肉豆蔻 5 克，大枣 15 克，生姜 10 克，水煎，每日 1 剂，分为早晚服用。

3. 治疗白细胞减少

补骨脂 250 克微炒研细末，白蜜 500 克，制蜜丸，每丸 10 克，每次 1~2 丸，每日 2 次，用淡盐水送服。4 个星期为一个疗程。

4. 治疗白癜风

补骨脂 15 克，白芷 10 克，红花 10 克，独活 10 克，丹参 10 克，旱莲草 10 克，栀子 10 克，上述药材放入 30% 酒精中浸泡 2 周，过滤，留取药液，每日外搽药液 2~3 次，自然光照射 10 分钟，注意不要将药液滴入眼内，3 个月为一个疗程。

5. 治疗五更泻

补骨脂粥：补骨脂 10 克，水煎，过滤留汁，加粳米 100 克，煮粥，每日 1~2 次。

杜仲

又名：丝棉皮。

性味归经：味甘，性温；归肝、肾经。

强筋健骨　中国宝树

杜仲为我国特有的珍贵植物，是补肝肾、强筋骨之要药。虽在中医传统应用中以树皮入药，但近几年发现，杜仲叶与杜仲皮的有效成分基本相同，甚至杜仲叶的某些成分的含量还超过杜仲皮，在临床上，杜仲叶可代替杜仲皮使用。在《本草纲目》中杜仲"甘温能补，微辛能润，故能入肝而滋肾"，并"肝主筋，肾主骨，肾充则骨强，肝充则筋健……"

【杜仲小档案】

　　杜仲属落叶乔木，是地质史上第三纪残留古生物的特有树种，为我国特有，已被列为国家二级保护树种，主要分布于湖北、四川、云南、贵州、河南、浙江、甘肃等地。药用部位为杜仲树皮，树皮折断时有极多的橡胶纤细弹丝，银白如棉，因此又称"木棉"。一般在清明至夏至期间，剥下树龄在 15~20 年以上的树皮，除去粗皮，晒干，润透，切块或切丝，再晒干，即为生杜仲；用盐水拌匀，小火炒至微有焦斑，再晾干，即为盐水炙杜仲。

【功效主治】

　　功效　补肝肾，强筋骨，安胎。
　　主治　①用于肝肾不足引起的腰膝酸软、下肢痿软、阳痿等。②用于肝肾亏虚引起的妊娠下血、胎动不安或习惯性流产等。③可降低血压。

【真伪鉴别】

　　正品杜仲皮，扁平板块状，外表淡棕色或灰褐色，有斜方形横裂的皮孔，内表面暗紫色，断面有细密银白色富弹性的橡胶丝。
　　伪品之一为丝棉木，来源于卫矛科白杜的树皮，浅槽状或单筒状，外表灰白色或灰黑色相间，内表面黄白色或淡红棕色，有细纵纹，断面有白色胶丝，疏而脆。
　　伪品之二是正木皮，来源于卫矛科正木的树皮，平板状或卷筒状，外表灰褐色，有点状突起的皮孔及纵向浅裂纹，内表面浅棕色，具纵向条纹，断面有银白色丝状物相连，拉到 3 毫米处即断。

【注意事项】

　　杜仲性温，阴虚火旺者慎用。

【药膳养生】

1. 温肾阳，强筋骨

杜仲羊肉粥：杜仲 10 克，肉苁蓉 7.5 克，水煎，过滤留汁，放入羊肉 50 克，煮熟后，再放入粳米 25 克，煮粥，可加入适量葱、姜、盐调味，每日 2 次。适用于怕冷、四肢不温、腰膝酸冷、夜尿增多、阳痿不举、遗精早泄、男女不育不孕等。

2. 补肝肾，兼安胎

杜仲鸡蛋：杜仲 20 克，续断 15 克，鸡蛋 2 个，同煮，蛋熟后，剥去蛋壳再用小火稍煮，吃蛋喝汤。适用于肝肾亏虚引起的腰膝酸痛、转侧屈伸不利或胎动不安等。

3. 补肝肾，强筋骨

杜仲独活酒：杜仲 50 克，独活 20 克，怀牛膝 25 克，淫羊藿 30 克，制附子 25 克，研碎，放入白酒 2000 毫升中，加盖密封，每隔 3 天摇晃一次，15 天后饮用，每次 15~20 毫升。适用于肝肾不足引起的四肢厥冷、腰膝无力、筋骨痿软、周身疼痛等。注意附子有毒，服此酒前请咨询医生。

【古今验方】

1. 治疗肾虚腰膝酸痛、筋骨乏力

杜仲 12 克，熟地 9 克，干姜 9 克，石斛 9 克，水煎，每日 1 剂，5 天为 1 个疗程。

2. 治疗习惯性流产

杜仲 12 克，山药 10 克，桑寄生 10 克，水煎，每日 1 剂。

3. 治疗胎动不安

杜仲、白术、党参、当归、阿胶各 10 克，水煎，每日 1 剂，每剂分 3 次服。

4. 治疗老年肾虚、筋骨疼痛

杜仲 12 克，五加皮 10 克，鸡血藤 9 克，水煎，每日 1 剂，10 天为 1 个疗程。

肉苁蓉

又名： 淡大芸。
性味归经： 味甘、咸，性温；归肾、大肠经。

沙漠人参 和缓补肾

肉苁蓉具有和缓补肾不伤阴、润肠通便不伤身的功效，温而不燥，滑而不泻，补而不峻，有"从容"缓和之性，故名。其生长于沙漠附近，故又得名"沙漠人参"。《本草纲目》中记载，肉苁蓉"补而不峻，故有从容之号"。《神农本草经》记载，"肉苁蓉，味甘微温，主治五劳七伤，补中，除体中寒热痛，养五脏，强阴，益精气，治妇人症瘕，久服轻身。"

【肉苁蓉小档案】

肉苁蓉属列当科寄生草本植物，主产于内蒙古、宁夏、甘肃、新疆、青海等地，以肉肥厚、条粗长、黑褐色或棕黑色、嫩滋润者为佳。药用部位是肉苁蓉的带鳞叶的肉质茎，一般在春季采收，半埋于沙土中晒干，洗净，润透后切片，或用肉苁蓉片加黄酒，蒸后即为酒苁蓉。现代研究发现，肉苁蓉中含有甘露醇、睾酮、雌二醇、生物碱、苷类、葡萄糖及 15 种氨基酸等。

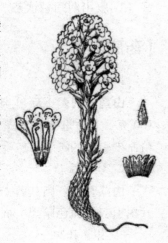

【功效主治】

功效 补肾阳，益精血，润肠通便。

主治 ①用于肾阳虚引起的筋骨痿软、腰膝酸软、耳鸣目昏、健忘失聪、阳痿不育、宫冷不孕等。②用于老年人肾阳不足及精血亏虚引起的便秘。

【真伪鉴别】

正品肉苁蓉为扁圆柱形，每环鳞叶 10 片以上，鳞叶先端碎断或鳞片脱落，无光泽，断面维管束成深波状圆环，在放大镜下，点状维管束韧皮部外侧的维管束鞘呈尾状延伸。盐生肉苁蓉与正品肉苁蓉相似，但鳞叶窄长且较薄，断面维管束成浅波状圆环，在放大镜下，点状维管束韧皮部外侧的维管束鞘不呈尾状延伸。而沙苁蓉，每环鳞叶仅有 4~6 片，表面密生鳞叶，鳞叶窄短，有明显光泽，断面维管束呈星状圆环。

【注意事项】

1. 大便稀薄者忌用。
2. 阳强易举者忌用。
3. 服用期间忌饮茶。

【药膳养生】

1. 补肾养肝

山药羊肉羹：新鲜肉苁蓉 150 克去鳞，用酒洗，与山药 50 克、羊肉 100 克、水适量同煮成羹，再加入适量盐、鸡精等调味。适用于肾阳虚及精血少引起的腰痛、肢冷、阳痿等。

2. 补肾益精

肉苁蓉粥：肉苁蓉 15 克，粳米 50 克，煮粥。适用于肾阳不足及精血亏损引起的面色暗黑、面部色素沉着、色斑、遗精、阳痿等。

3. 补肾壮阳

肉苁蓉酒：肉苁蓉 25 克，淫羊藿 50 克，白酒 1000 克，放在一起浸泡，10 日后饮用，每次 20 毫升，每日 3 次。适用于肾阳虚引起的阳痿、宫冷不孕、带下清稀等。

4. 温肾壮阳

肉苁蓉拌肉：韭菜子、肉苁蓉、补骨脂各 6 克，水煎，过滤留汁。将猪肉 30 克加油适量稍炒，再放入药汁，加嫩豆 150 克，用淀粉勾芡，再加盐、鸡精、葱、姜各适量和少许辣油，即可。适用于妇女黄体不健和男子少精所致的不育。

【古今验方】

1. 补肾降火，润肠通便

肉苁蓉 15 克，火麻仁 12 克，炒枳壳 9 克，升麻 3 克，栝楼仁 15 克，郁李仁 6 克，怀牛膝 12 克，水煎 50 分钟，温服，每日 1 剂，每日 2 次。

2. 温补肾阳

肉苁蓉 500 克，锁阳 500 克，水煎浓汁，过滤留汁，再加入蜂蜜 250 克，熬膏，放入瓷器中贮藏，每次 4 汤匙，每日 2 次，饭前温水送服。适用于肾阳虚引起的滑精、阳痿、腰膝酸软等。

益智仁

又名：益智子。

性味归经：味辛，性温，归肾、脾经。

温脾暖肾　治疗遗尿

益智仁具有温脾暖肾、固气涩精的功效，其在临床中治疗小儿遗尿的功效尤其突出。《本草备要》中记载，益智仁"能涩精固气，温中进食，摄涎唾，缩小便。治呕吐泄泻、客寒犯胃、冷气腹痛、崩带泄精"。现代药理研究表明，益智仁还具有抗胃损伤、抑制回肠收缩、强心、抑制前列腺素合成及抗癌等功效。

【益智仁小档案】

益智属姜科，为多年生草本植物，主产于海南岛、广东、广西等地。药用部位为益智的成熟果实，一般在夏秋二季果实由绿变红时采收。益智仁炒至外壳焦黑，放凉，除去外壳，即为生益智仁；或用盐水拌匀，炒干，放凉，即为盐益智仁。现代研究发现，益智仁的主要成分为桉油精、姜烯、姜醇、益智仁酮A、益智仁酮B、维生素B_1、维生素B_2、维生素C、维生素E，19种氨基酸、12种脂肪酸及锰、锌、钾、钠、钙、磷等。

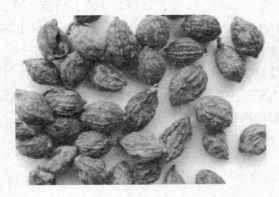

【功效主治】

功效　暖肾、固精、缩尿，温脾、止泻、摄涎。

主治　①用于肾气虚寒引起的遗精滑泄、尿频遗尿等。②用于脾胃虚寒引起的腹中冷痛、腹胀腹泻、小儿流涎不止等。

【鉴别选购】

益智仁与砂仁除去外皮之后，极为相似，均为棕色，圆形，芳香气味浓烈。但砂仁具不明显的三钝棱，有网状突起的纹理及密生短钝软刺，外具膜质而粗糙的假种皮，背面平坦，在较小的一端的侧面或斜面有明显凹陷，合点在较大一端，种脊沿腹背而上成一纵沟，种仁黄白色；而益智仁有维管束 13~20 条型纵向断续状棱线，具淡黄色假种皮，腹面中央有凹陷的种脐，沟状的种脊经侧面而转向背面终于合点，种仁破开为白色，粉性。

【注意事项】

1. 益智仁会伤阴助火，阴虚火旺者忌用。

2. 热而不寒、实而不虚者忌用。

3. 息溃滑崩带者忌服。

4. 尿色黄赤且尿道疼痛及尿频数者均不应使用。

5. 益智仁虽能温脾摄涎唾，但如属脾胃湿热所引起的口涎自流，多有唇赤、口苦、苔黄等症，不可用辛温的益智仁。

【药膳养生】

1. 补肾助阳，固精缩尿

益智仁粥：益智仁 5 克研细末，用糯米 50 克煮粥，然后加入益智仁细末，加盐适量，稍煮即可，每日早晚温服。此粥适用于妇女更年期综合征以及老年人脾肾阳虚、腹中冷痛、尿频遗尿等。注意，阴虚血热者不宜用。

2. 补肾益精，固本养颜

益智仁麻雀汤：麻雀 5 只去毛和内脏，益智仁 10 克，葱白 3 根，红枣数颗，一同煮汤，调入调料。每日 2 次，连吃 6 日。主治阳痿及命门火衰所致的：阳事不举、精液清稀、头晕目眩、耳鸣、面色苍白、精神萎靡、畏寒肢冷、腰膝酸软等症。

【古今验方】

1. 治疗小儿遗尿

益智仁 6~10 克，水煎，取 10~20 毫升送服肾气丸，早晚各 1 次，空腹服用。兼有口臭、食欲不佳、大便异常者加党参 6~10 克、焦白术 6~10 克、石菖蒲 10 克、鸡内金 10 克；兼有肺卫不固症者加黄芪 10 克、杏仁 6

克入煎汤药汁中。15 天为 1 个疗程。同时患儿每日晚饭后不宜过量饮水，白天不宜过度贪玩，以免夜间沉睡难醒。

2. 温肾，利湿，化浊

益智仁、川草薢、石菖蒲、乌药各 9 克，水煎，加盐少许（约 1 克），饭前服用。适用于虚寒引起的小便频多、尿色白如米泔或凝如膏糊等。如兼有其他症状需要酌情加减药物。

3. 温肾祛寒，缩尿止遗

益智仁 9 克，乌药 6 克，研末，再用酒煎山药末为糊，制丸如桐子大，每次服 9 克，用盐水或米汤送服，适用于膀胱虚寒引起的小便频多或遗尿等。如兼有其他症状，需要酌情加减药物。

紫河车

又名：人胞、胎盘。
性味归经：味甘、咸，性温；归肺、肝、肾经。

温不燥 补不滞 滋补上品

紫河车具有大补气血、治疗一切虚劳的功效。《本草拾遗》记载紫河车能够"治血气赢瘦、妇人劳损面黑"。《本草纲目》则记载，紫河车能够"补气养血，温肾益精……治虚损瘦弱、劳热骨蒸、咳喘咯血、自汗盗汗、遗精阳痿、不孕、妇女血气不足、少乳等"。现代药理研究表明，紫河车还具有增强机体抵抗力、改善心脏功能、促进性腺发育、延缓衰老等作用。

【紫河车小档案】

紫河车是健康产妇的胎盘，呈圆形或碟状椭圆形，直径 9~15 厘米，厚薄不一，黄色或黄棕色。一面凹凸不平，有不规则沟纹；另一面较平滑，常附着有残余的脐带，其四周有细血管。质硬脆，有腥气。新鲜的胎盘剪去羊膜和脐带后，反复冲洗至去净血液，蒸或置沸水中略煮后，干燥，或砸碎或研粉，也可将新鲜的胎盘直接煮食。

【功效主治】

功效 温肾补精，益气养血。

主治 ①用于肾气亏虚引起的子宫发育不全、子宫萎缩、机能性无月经、睾丸发育不全等所致的不孕不育。②用于大病之后或虚损劳极及气血亏虚引起的面色暗黄、短气懒言、产后少乳等。③用于肺肾两虚引起的虚喘。④用于癫痫发作日久所致的气血亏虚、神志恍惚。

【真伪鉴别】

正品紫河车圆团状，略扁，表面呈黄褐色或紫褐色，皱缩不平，多为35~50 克，背面可见毛细血管纹路，质轻脆，为均一组织，易研末。掺伪紫河车多是在胎盘中加入了蛋清和淀粉或石膏，烘干后黄白色或金黄色，多为 100 克左右，表面有颗粒状突起，如刮去表面组织，内容均有黏滞性，坚实，不易研末。

【注意事项】

1. 阴虚火旺者不宜单独服用。

2. 胎盘的选择需要严格控制，病妇（艾滋病、梅毒、乙型肝炎等）的胎盘不可选用。

3. 胎盘必须进行严格的消毒，如高温煮沸消毒、紫外线消毒等。

【药膳养生】

1. 治疗白细胞减少症，固精缩尿

河车饼：紫河车粉 15 克，加入 250 克面粉中，制作酥饼，分为早、中、晚 3 次吃完，连续吃 1~3 个月。

2. 治疗老年性贫血

河车粥：新鲜紫河车半个，将血管挑开洗去瘀血，与瘦猪肉（切块）250 克、生姜（切丝）10 片、粳米 100 克一同煮粥，再加适量葱、盐，每周 2~3 次，连续 15~20 次。

3. 治疗男子阳痿

河车鸡粥：刚会啼鸣的公鸡 1 只，制何首乌 50 克，熟地黄 30 克，紫河车 15 克，大枣 10 枚，将制何首乌、熟地黄、紫河车、大枣放入鸡腹内，隔水炖 2 小时，每日睡前喝汤吃肉，连服 4 日。如出现口干、心烦、自觉发热，则停药 2 日。

4. 益气养血

河车山药汤：紫河车 2 具，山药 100 克，研末，每次 3 克，每日 3 次，饭后温开水送服。适用于脾胃亏虚及气血不足引起的神经衰弱、心慌气短等。

【古今验方】

1. 治疗慢性炎症

紫河车粉 20 克，地龙粉 20 克，猪胆粉 20 克，樟脑粉 0.2 克，装胶囊，每次 3 粒，每日 2 次，温水送服。

2. 补肾延年

紫河车 1 具，洗净至清汁流出为度，以酒煮烂，捣烂如泥，晒干。熟地 100 克，肉苁蓉 75 克，慢火焙干，研细末，与紫河车和匀，密封，每次 10 克，每日 2 次，温水送服。适用于老年人虚损瘦弱、头晕腰酸等。

3. 治疗再生性贫血

紫河车 2 具，何首乌、党参、当归、黄芪各 250 克，共研为细末，储存。用时，每次 9 克，温开水送服，每日 3 次。90 天为 1 个疗程。一般用药 1~3 个疗程。

4. 补元气，益肺肾，滋阴止咳

新鲜紫河车一个，洗净血水并切块，冬虫夏草 10~20 克，油、盐、清水各适量，蒸熟食用。适用于肺结核引起的盗汗、阳痿遗精、支气管哮喘、老年人或病后体虚、气血不足引起的喘咳等症。

第十五章　补阴类中草药

　　补阴药是以滋养阴液、生津润燥为主要作用，治疗阴虚液亏症的一类药物，包括百合、麦冬、天冬、石斛、枸杞子、桑椹、黑芝麻、鳖甲等。阴虚是指体内阴液不足，多见于热病后期及久病阴液耗损者。中医辨证中的阴虚证患者会出现如下临床表现：头晕耳鸣、眼干眼花、潮热颧红、手足心热、口燥咽干、盗汗心慌、失眠多梦、大便干燥等。气虚与阴虚，或血虚与阴虚，或阳虚与阴虚，或阴虚与内热常常并见，因此在临床用药时，中医师需要根据不同的症状配伍补气药、补血药、助阳药或清虚热药，以气阴双补、滋阴养血、阴阳双补或滋阴清热，达到调节机体气血阴阳平衡的作用。另外需注意，补阴药多滋腻，会妨碍消化，因此脾胃虚弱、湿浊中阻、腹胀、大便稀薄者不宜服用。

百合

又名： 野百合、山百合。
性味归经： 味甘，性微寒，归肺、心经。

治咳嗽不止之要药

　　百合是老少皆宜的药食佳品，具有润肺止咳、清心安神的功效。因"数十片相累，状如白莲花，百片合成"而得名。我国百合有39种，10余个品种可供食用，3个品种被药典收载作为药用百合。《本草纲目拾遗》中记载，百合能够"清痰火，补虚损"。《日华子本草》中说，百合能够"安心，定胆，益智，养五脏"。

【百合小档案】

　　百合属百合科多年生草本植物，主产于江苏宜兴、湖南邵阳、甘肃兰州、浙江湖州等地。药用部位为卷丹百合和细叶百合的肉质鳞茎。一般在秋季采挖，剥取鳞叶，置沸水中略烫，干燥，即为生百合；用炼蜜拌匀，焖透，用小火炒至不粘手，干燥，即为蜜炙百合。清心宜用生百合，润肺宜用蜜炙百合，外用宜取鲜百合捣敷。

【功效主治】

　　功效　养阴润肺，清心安神。
　　主治　①用于肺阴虚引起的干咳无痰或咳嗽日久、痰中带血等。②用于热病后余热未清引起的心烦、口燥、小便短赤等。③用于阴虚内热引起的心烦失眠、神经衰弱等。④用于疮肿不溃等。

【鉴别选购】

有研究发现食用百合与药用百合不能混用，两者的化学成分有明显的差异，其中兰州百合为川百合变种，也叫菜百合、大百合，鳞茎白色，球形或扁球形，鳞片扁平，肥厚宽大，洁白如玉，品质细腻无渣，纤维少，含糖量高，香绵纯甜，无苦味，故称兰州甜百合，是食用百合的最佳品种，但兰州百合不能作为药用百合用于临床，对一般症状无明显改善。

【注意事项】

风寒咳嗽、脾胃虚寒型大便稀薄或有长期轻微腹泻的寒性体质者忌用。

【药膳养生】

1. 清心安神

百合枣仁汤：生、熟酸枣仁各 15 克，水煎，过滤留汁。用药汁煮新鲜百合 50 克，每日 1 剂，分为早晚 2 次服用。此汤可滋阴清热，可用于更年期综合征的治疗。

2. 养阴润燥

百合银耳莲子粥：百合 30 克，莲子 15 克，银耳 10 克，冰糖适量，煮粥，每日 1 剂。此粥具有清心安神、润肺止咳、补肾强身的功效。适用于失眠多梦、焦虑健忘。另有免疫、抗癌等作用。

3. 滋阴清肺，止咳化痰

百合荸荠雪梨羹：百合 30 克，荸荠 30 克，捣烂，去核雪梨 1 个切小块，炖熟后加冰糖、藕粉汁适量，每日 1 次，连续 10~15 日。适用于阴虚内热型慢性支气管炎。忌用铁锅炖煮。服用期间忌食辛辣肥腻之物。

4. 痛风病的辅助治疗

百合薏米粥：干百合 60 克，薏米 60 克，粳米 50 克，煮粥，每日分中、晚 2 次服用。适宜作为痛风病人主食，连服，症状改善后仍须坚持，每周至少 1~2 次，预防痛风复发。

【古今验方】

1. 滋阴润肺，清热止咳

百合 30 克，去皮去核枇杷 30 克，鲜藕片 100 克。用水煎，每日 1 剂，分早、晚 2 次服食。

2. 润肺止咳

新鲜百合 40 克，蜂蜜 15 克，拌匀，蒸透，每次取数片嚼食，每日数次。适用于燥热咳嗽、咽喉干痛等。服用期间宜辅食枇杷、香蕉、甘蔗、柿饼等润肺止咳之品，忌食辛辣之品。

3. 清凉滋润，营养头发

百合、生姜皮煮水外洗。适用于油性肤质或脂溢性皮炎造成的毛发稀疏、白发等。

麦冬

又名：寸冬、麦门冬。

性味归经：味甘、微苦，性微寒、胃、心经。

治胃阴亏虚之佳品

麦冬有养阴润肺、清心除烦的功效，是老年人阴虚、燥热，津亏之常用药。《本草汇言》记载，"麦门冬，清心润肺之药。主治心气不足、惊悸怔忡、健忘恍惚、精神失守，能益精强阴、解烦止渴、美颜色、悦肌肤、退虚热、解肺燥、定、嗽嗽。真可持之为君，而又可借之为臣使也……"

【麦冬小档案】

麦冬属百合科多年生草本植物，主产于浙江、四川、江苏等地，尤以浙江杭州一带所产品质最佳，也称"杭麦冬"。药用部位为麦门冬的块根，一般在夏季采挖，反复暴晒，七八成干时，除去须根，干燥。传统用法多为"去心"后入药。清养肺胃之阴多去心用，滋阴清心多连心用。

【功效主治】

功效 养阴润肺，益胃生津，清心除烦，润肠通便。

主治 ①用于肺阴虚引起的干咳痰黏或无痰，甚至痰中带血等。②用于胃阴亏虚引起的咽干口渴、大便干燥等。③用于心阴虚或热病后引起的心烦失眠等。④用于内热伤阴引起的消渴（糖尿病）等。

【真伪鉴别】

临床上常用的有麦冬、山麦冬、大麦冬，假麦冬为萱草根。麦冬呈纺锤形，两端略尖，表面黄白色或淡黄色，质柔韧，中央有细小木心（中柱）。山麦冬呈纺锤形，但外表粗糙，不如麦冬柔软、滋润、洁白。大麦冬呈矩圆形，块根较其他麦冬大，两端钝圆，干后坚硬。假麦冬呈纺锤形，表面灰黄色或土黄色，有少许横纹，质疏松而轻，易折断。

【注意事项】

风寒感冒、痰湿咳嗽或脾胃虚寒泄泻者忌用。用麦冬引起过敏表现为恶心、呕吐、心慌、烦躁、全身红斑、瘙痒。

【药膳养生】

1. 润肺止咳

麦冬粥：麦冬 15 克，枸杞子 15 克，粳米 50 克，冰糖适量，煮粥，早晚食用。适用于肺燥、干咳、无痰等。

2. 美容养颜

麦冬饺：猪肉 500 克，笋 50 克，切碎。麦冬 50 克，用水泡涨，切碎，加适量蛋清、盐、鸡精、植物油、白糖等，将上述材料混匀做馅，包饺子。

3. 滋阴润肺，清心除烦，化痰

麦冬鸭梨汤：麦冬 10 克，水煎 20 分钟，留药汁，加入梨 1 个（切片），冰糖适量，稍煮即可。

【古今验方】

1. 养阴安神，清心除烦

炒枣仁 10 克，麦冬 6 克，远志 3 克，水煎，于晚上睡前顿服。用于虚烦、失眠等症。

2. 治疗乳头皲裂

麦冬 50 克，研末装瓶内。治疗时，首先用生理盐水将患处洗净，然后取适量麦冬末用食醋调成糊状，均匀地敷于患处，每隔 5 小时换药 1 次，3 天为 1 个疗程。用药期间忌食辛辣食物，暂停哺乳。

3. 养阴清肺，润燥利咽

沙参 20 克，麦冬 10 克，煎水取汁，入鲜萝卜汁适量，以白糖调味，1 次饮，每日 2 次。主治肺肾阴虚之咽炎。

4. 养阴润燥

麦冬、粳米各 15 克，党参 9 克，半夏 5 克，大枣 4 枚。水煎服，为麦门冬汤。用于燥伤津液、咽燥津亏，亦宜于肺痿咳吐涎沫者。

5. 清热除烦

麦冬、党参各 12 克，酸枣仁、柏子仁各 9 克，五味子 6 克，分 2 次水煎服。适用于烦热失眠。

天冬

又名：天门冬、明天冬。
性味归经：味甘、苦，性大寒；归肺、肾经。

润肌悦颜　健身延年

　　天冬具有清肺滋阴的作用，还能益气延年、养颜美容。《神农本草经》记载，"久服轻身，益气延年"。《日华子本草》记载，天冬可以"润五脏，益肌肤，悦颜色，补五劳七伤"。《慈禧光绪医方选议》的"长春益寿丹"中即有天冬在内。

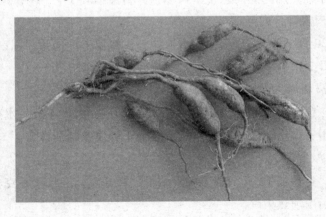

【天冬小档案】

　　天冬属百合科多年生攀缘草本植物，在全国各地均有分布，主产于贵州、广西、甘肃、云南、安徽、河南、湖南、湖北、四川、江西等地。药用部位为天冬的块根，一般在秋、冬二季采挖，洗净，除去茎基和须根，置沸水中煮或蒸透，再趁热除去外皮，洗净，干燥。

【功效主治】

功效　清肺降火，滋阴润燥。

主治　①适用于阴虚肺热引起的燥咳、干咳无痰、痰少而黏或痰中带血。②用于热病后期咽干口燥等。③用于肾阴不足及阴虚火旺引起的潮热盗汗、消渴、遗精、便秘等。④用于虚火上炎引起的咽喉肿痛等。

【真伪鉴别】

正品天冬呈长纺锤形，略弯曲，表面黄白色、棕褐色或淡黄棕色，半透明，光滑或有深浅不等的纵皱纹，有的残存灰棕色外皮，断面质硬，折断面角质样，中柱黄白色，气微，有黏性。伪品是羊齿天门冬，呈纺锤形，表面为灰棕色、黄棕色或褐色，皱缩，内部干瘪呈空壳状，质坚硬，易折断，断面黄白色，有黏性。

【注意事项】

脾胃虚寒腹泻或外感风寒咳嗽者忌用。

【药膳养生】

1. 益肾养阴

天冬枸杞粥：天冬 30 克，枸杞子 15 克，温水浸泡 5 分钟，水煎，留汁，加入粳米 90 克，煮粥。每日分为 2 次食用。

2. 益肝补肾，滋阴养血，固齿乌发

天冬黑豆粥：天冬 30 克，黑豆 30 克，糯米 50 克，黑芝麻 30 克，煮粥。待粥将熟时，加入冰糖适量，再稍煮，每日 2 次，连续 1 周。适用于头晕眼花、耳鸣、发白枯落、腰腿酸软、神经衰弱、大便干燥等。

3. 治疗乳腺小叶增生

天冬炖猪肝：天冬 25 克，生地 50 克，陈皮 1 个，用水浸泡后，水煎 30 分钟。再加入事先用酱油、生油、盐腌制 15 分钟的猪肝、瘦猪肉各 150

克，鲜菊花 10 朵，煮熟，加入盐适量调味。适用于肝血不足、肝气郁结引起的视物不清、心烦失眠、口干口苦等。

4. 乌发抗脱

天冬饼： 天冬 1000 克，白蜜 60 克，芝麻 12 克，黑大豆 500 克。将天冬加水浓煎，取汁 300 毫升，加蜂蜜熬炼，再入芝麻、黑大豆粉，共和为饼，1 日 3 次佐餐食用。抗发早脱、发早白等早衰现象。

【古今验方】

1. 治疗百日咳

天冬 15 克，百部 10 克，麦冬 15 克，瓜蒌仁 6 克，陈皮 6 克，水煎服，每日 1 剂。

2. 治疗急、慢性气管炎

天冬 15 克，麦冬 15 克，水煎，加蜂蜜适量，每次 1 汤匙，每日 3 次。适用于急、慢性气管炎干咳无痰者。

3. 治疗乳腺小叶增生

每日以天冬 63 克，剥去外皮，放瓷碗中加黄酒适量，隔水蒸 0.5～1 小时，分早、中、晚 3 次服完。适用于多数患者。或用鲜天冬 90 克，捣碎榨汁，以适量黄酒冲服，适用于早期患者。

石斛

又名： 吊兰、金钗。
性味归经： 味甘，性微寒，归胃、肾经。

滋阴生津　救命仙草

石斛具有养阴、清热、生津的功效。《本草纲目拾遗》中说，石斛能够"清胃、除虚热、生津、补劳损。以之代茶，开胃健脾"。著名京剧表演艺术家梅兰芳先生也常用铁皮石斛煎汁代茶饮，以护嗓养生。在民间还曾将铁皮石斛列为中华"九大仙草"之首。据说，过去人们将新鲜铁皮石斛的原汁喂入极度虚弱的重危病人口中，使其慢慢复苏。因为石斛附生于悬崖峭壁上，加上滥采，资源已经减少，目前已被列为国家二级保护中药材。

【石斛小档案】

石斛属兰科多年生常绿草本植物，主产于四川、云南、贵州、广西、广东、湖北等地。药用部位为金钗石斛、铁皮石斛、环草石斛、马鞭石斛、黄草石斛等同属多种植物的茎。其中，茎圆、外皮呈铁绿色者被称为"铁皮石斛"，作用较强；而茎扁、外皮呈黄绿色者被称为"金钗石斛"，作用较弱。全年均可采收，但在秋后采收者质量最好，用沸水略烫，边搓边烘晒，至叶鞘搓净，干燥；或者鲜用。鲜石斛清热生津之力强，干石斛滋阴作用较好。

【功效主治】

功效　养胃生津，滋阴除热，明目强腰。

主治　①用于阴伤津亏引起的口干舌燥、烦渴汗出、食少干呕、大便秘结等。②用于阴虚内热引起的虚热不退、余热不清等。③用于肝肾阴虚引起的头晕眼花、视物不清等。

【真伪鉴别】

伪石斛有石仙桃、云南石仙桃、细叶石仙桃等，伪品与正品石斛的主要区别如下：

1. 伪品均为石仙桃属植物的假鳞茎，非正品的药用部位茎。

2. 假鳞茎呈干瘪、有强烈纵皱的纺锤形、长纺锤形或卵形或卵状长圆形，中段粗，两段较细。

3. 顶端均有类圆形的叶痕，叶痕表面有多数凹点，中间有马蹄形的分界线（为二枚叶痕的分界线）。

4. 无环节及节间，质轻或较松泡。

【注意事项】

1. 石斛中的有效成分主要为生物碱，大多难溶于水。在煎药时，为了增加其有效成分的溶解度，应延长煎煮时间，可先煎 1~2 小时后，再与其他药一起煎煮。

2. 石斛易敛邪，故温热病不宜早用。

3. 石斛易助湿，湿温未化燥者忌用。

4. 脾胃虚寒者忌用。

【药膳养生】

1. 清热除烦，养阴生津

石斛茶：鲜石斛 15 克，开水冲泡 10~15 分钟，代茶饮。适用于虚热久咳或肺气虚咳不止、嗓音嘶哑等。

2. 养肝明目

石斛菊花汤：石斛、杭菊花、草决明各 10 克，用纱布包好，兔肝 50克，同煮，熟后，取出药包，加入盐、鸡精各适量，喝汤食肝。适用于肝肾亏虚引起的头晕眼花、咽干舌燥、目赤肿痛等。

3. 清热止烦

石斛猪肺汤：石斛 10 克，猪肺 300 克，沙参 10 克，盐 5 克，料酒 10克，葱段适量，姜 2 片，胡椒面 2 克，猪骨汤 1000 克。沙参泡软、切片；石斛切段；猪肺洗净，余烫过，切成块，备用。汤锅内放入猪骨汤，投入石斛、猪肺块、沙参片，再加盐、料酒、葱段、姜片、胡椒面调味，煲 50分钟左右至熟即可。

【古今验方】

1. 治疗阴虚盗汗

石斛 10 克，先水煎，再加山茱萸、五味子各 10 克，水煎服，每日 1

剂，分为 2 次服用。

2. 治疗肝火上炎型高血压

石斛 15 克，石决明 30 克，先水煎，再加入桑寄生 15 克、草决明 10 克，水煎服，每日 1 剂，分为 2 次服用。

3. 补肝肾，舒筋脉

石斛、牛膝、木瓜各 15 克，枸杞子 30 克，菟丝子 10 克，水煎服，每日 1 剂。适用于肝肾不足、阴血虚弱引起的步履无力、腰膝酸痛等。

枸杞子

又名：枸杞。

性味归经：味甘，性平；归肝、肾、肺经。

补肝肾之佳品　抗衰老之良药

枸杞子具有滋肾、润肺、补肝、明目、益寿等作用。古时曾有记载：蓬莱县南丘村民喜欢食用枸杞子，因此长寿。《神农本草经》记载，枸杞子"久服坚筋骨，轻身不老"。《本草经疏》还记载，"枸杞子润而滋补，兼能退热，而专于补肾、润肺、生津、益气，为肝肾真阴不足、劳乏内热补益之要药。"现代研究证实，枸杞子还可以降低胆固醇、兴奋大脑神经、增强免疫功能、防治癌症、抗衰老和美容。

【枸杞子小档案】

枸杞为茄科植物，主产于宁夏、青海、甘肃、河北等地，以宁夏枸杞最为著名。药用部位为宁夏枸杞的成熟果实。多在夏、秋二季采收，晾至皮皱后，再暴晒至外皮干硬、果肉柔软。现代研究发现，鲜枸杞子含有蛋白质、碳水化合物、脂肪、维生素 B_1、维生素 B_2、类胡萝卜素、维生素 C 等成分。

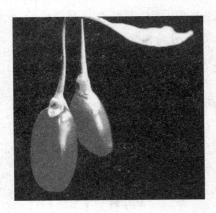

【功效主治】

功效　滋肾润肺，补肝明目。

主治　①用于肝肾阴虚引起的腰膝酸软、头晕目眩、目昏多泪等。②用于肝肾不足、阴血亏虚引起的面色暗黄、须发早白、失眠多梦等。③用于肺阴虚引起的虚劳咳嗽等。④用于阴虚内热引起的消渴。

【真伪鉴别】

正品枸杞子，呈类纺锤形，略扁，表面鲜红色或暗红色，顶端有凸起的花柱痕，基部有白色的果梗痕，果皮柔韧、皱缩，果肉厚、柔润而有黏性，种子多于20粒，类肾形，扁而翘，表面浅黄色，味甜微酸，嚼后微有苦感，能将唾液染成红色。

伪品之一为北方枸杞，呈椭圆形或类球形，表面红色，无光泽，瘪瘦皱缩，种子20粒以下或更少，肉少，味香甜不酸，可用于食品工业。

伪品之二为首阳小檗，矩圆形，暗红色，有皱纹，种子2粒，无果肉，微涩而酸苦，用干原料。

【注意事项】

1. 脾胃虚弱、大便稀薄者不宜多食，脾虚有湿及腹泻者忌用。

2. 感冒、发热和消化不良者应暂时停用。

【药膳养生】

1. 治疗阳痿

枸杞子酒：枸杞子 30~60 克，白酒 500 毫升，浸泡 15 天，每次 5~10 毫升，每日 2 次。适用于阳痿伴有眼花、腰膝酸软等。枸杞粥：枸杞子 30 克，决明子 25 克，粳米 100 克，煮粥，每日 1~2 次。

2. 养肝益肾，清肝明目

枸杞炒肉丝：瘦猪肉 500 克，笋 100 克，加盐、糖、酱油、料酒、鸡精等各适量，稍炒，再加入枸杞子 100 克（鲜品或用水泡好的枸杞子），炒熟。适用于体虚乏力、肾虚视物模糊等。

【古今验方】

1. 治疗血脂异常症

用枸杞子、女贞子、红糖各适量，研末，制成冲剂。每次 6 克，每日 2 次，4~6 周为 1 个疗程。

2. 滋阴，补心，明目

枸杞子 15 克，麦冬 10 克，菊花 9 克，开水冲泡，每日 1 剂。可作为糖尿病患者的常用饮料。

3. 补气，滋阴，生血

滋阴枸杞汤：枸杞子 10 克，大枣 10 克，莲子 10 克（蒸 10 分钟，去芯），山药 30 克，水 2000 毫升，大火煮沸，再改为小火煮 50 分钟，加蜂蜜 10 克，饮用。适用于脾胃虚弱引起的食少倦怠无力、面色无华、心烦不寐、大便秘结等。

4. 清肝明目，滋肾养阴

枸杞子 15~20 克，用沸水泡 30 分钟后代茶饮。能降血糖，降低胆固醇，防止动脉粥样硬化。

黑芝麻

又名：黑脂麻。
性味归经：味甘，性平；归肝、肾经。

补血养发　食疗佳品

黑芝麻具有滋补肝肾、养血润肠等功效，其药性平和，不伤脾胃，滋补效力尤佳。《本草备要》中称，黑芝麻"补肝肾……滑肠……乌须发"。晋代葛洪在《神仙传》中讲述：有一女子以胡麻为食，到80岁时，容貌肤色仿若少女，健步如飞。虽是一则传说，但现代药理研究显示，黑芝麻确有延缓衰老的作用，另外还可以降低胆固醇，降血糖等。

【黑芝麻小档案】

黑芝麻属脂麻科，为一年生草本植物，在我国各地均有栽培，西藏高原除外。药用部位为脂麻的成熟种子，以色黑者入药最佳。一般在秋季果实成熟时采割植株，晒干，打下种子，再晒干；或用小火炒至有爆声，放凉，捣碎，即为炒黑芝麻。现代研究发现，黑芝麻主要含有油酸、亚油酸、棕榈酸、花生酸、硬脂酸、芝麻素、芝麻酚、卵磷脂、组氨酸、色氨酸、维生素 E、叶酸、蛋白质、磷、钾等。

【功效主治】

功效　补肝肾，益精血，润肠煤。
主治　①用于肝肾亏虚引起的头晕眼花、须发早白等。②用于血虚精亏引起的女性乳少、便秘等。③外敷用于疮疡痛痒及诸虫咬伤等。

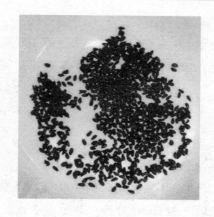

【真伪鉴别】

黑芝麻与胡麻仁易混淆：黑芝麻呈扁卵圆形，长约3毫米，宽约2毫米，表面黑色，平滑或有网状皱纹，一端尖，有棕色点状种脐。另一端圆，种皮薄，子叶2片，白色，富油性，气微，味微甘，有油香气。胡麻仁是胡麻科植物胡麻的种子，呈扁平状卵圆形，长约4~6毫米，宽约2~3毫米，表面红棕色或灰褐色，平滑而有光泽，一端钝圆，另一端尖而略偏斜，种脐位于尖端凹处，种背浅棕色，位于一侧边缘，种皮薄，胚乳棕色，薄膜状，子叶2片，黄白色，富油性，嚼之有腥味。

【注意事项】

因黑芝麻有滑肠的作用，故大便稀薄者不宜服用。

【药膳养生】

1. 补肝肾，益五脏

黑芝麻粥：炒黑芝麻30克研末，与粳米100克煮粥，早晚服用。适用于体虚头晕耳鸣、须发早白、大便干燥等。

2. 增强记忆力

黑芝麻蒸饭：黑芝麻100克，芋头100克，米饭蒸熟后，将黑芝麻和芋头放于其上蒸熟，每日分为3次食用。

3. 治疗气虚子宫脱垂

黑芝麻炖猪肠：升麻 9 克用布包好，黑芝麻 100 克，一同放入猪大肠内，炖熟，除去升麻，加入适量盐、鸡精等调味，喝汤食肠，每周 2～3 次。

【古今验方】

1. 治疗皮肤干燥综合征

芝麻龙眼膏：黑芝麻 40 克，龙眼肉 100 克，黑桑椹 50 克，玉竹 30 克，用水浸泡 1 小时后，煎煮 30 分钟，共煎煮 3 次，药液混合后浓缩成膏，再加入蜂蜜等量，稍煮即可，每次用开水冲服 1～2 汤匙。

2. 治疗老人便秘

黑芝麻 50 克，核桃仁 30 克，捣碎，每日早、晚各服 1 汤匙，温水送服。

3. 通乳

炒黑芝麻研末，加盐适量，产妇可常服。

4. 治疗疮疡

炒黑芝麻 50 克，研末，用米醋调匀，外敷患处。适用于疮疡未破损者。

5. 养心补肾，凉血生津，养发护发

葛根 500 克，五味子 250 克，水煎 2 次，过滤留汁，将药汁与炒黑芝麻 500 克、蜂蜜 500 克隔水蒸 2 小时，冷却装瓶，每次 1 汤匙，每日 3 次，温水冲服。适用于血热、津枯、便秘的动脉硬化患者。

桑椹

又名：桑果、桑椹子。

性味归经：味甘，性寒；归心、肝、肾经。

滋阴补血果品之冠

桑椹具有滋阴补血、补肝益肾、生津润燥、润肠通便等多种功效，其营养成分为果品之冠。《本草经疏》云："桑椹者，桑之精华所结也。其味甘，其气寒，其色初丹后紫，味厚于气。合而论之，甘寒益血而除热，其为凉血、补血、益阴之药无疑矣。"

【桑椹小档案】

桑椹全国各地均有种植，以江、浙、蜀等地较多，以个大、肉厚、乌、紫者为佳。药用部位为桑科落叶乔木植物桑的果穗。4~6月果实变红时采收，晒干，或略蒸后晒干。现代研究发现，鲜桑椹中含有转化糖、苹果酸、维生素 B_1、维生素 B_2、维生素 C、粗纤维、粗蛋白、胡萝卜素、芦丁、杨梅酮、芸香苷、鞣质、铁、钙、钾、磷等。

【功效主治】

功效 滋阴补血，生津润燥，润肠通便。

主治 ①用于肝肾亏虚、阴血不足引起的头晕、眼花、耳鸣、失眠、须发早白、腰膝酸软等。②用于各种原因引起的津伤口渴和内热消渴。③用于大肠津亏引起的便秘、口干。

【注意事基】

脾胃虚寒、大便稀薄者不宜食用。

【古今验方】

1. 滋阴补血

黑紫色桑椹，铁质及植物色素含量丰富，适用于女性产后或血虚体弱者食用。

2. 益气血，强筋骨，益寿延年

桑椹、枸杞子、大枣各 100 克，水适量，熬膏。适用于病后乏力、头晕、贫血、失眠、风湿性关节痛、神经衰弱、中风后半身不遂等。

3. 治疗久咳

桑椹 200 克，熬膏装瓶，温水冲服，每次 2 汤匙，每日 2 次。

第十六章　安神类中草药

　　安神药是以安定神志为主要目的，属于治疗心神不安病症的一类药物，包括酸枣仁、柏子仁、远志、合欢皮、夜交藤、琥珀等。中医理论认为，心藏神、肝藏魂，故心神不安与心、肝二脏关系密切。心神不安可分为虚证和实证。虚证表现为头晕目眩、心神不宁、心慌、失眠、多梦、健忘、盗汗等；实证表现为躁动不安、惊悸失眠、头重胸闷、目赤口苦、癫狂等。安神药在临床应用时，需根据虚实之证配伍适当药物以标本兼顾。如兼有心火亢盛症状，应配伍清心降火药；兼有痰热内扰者，配伍清热化痰药；兼有肝阳上亢者，配伍平肝潜阳药，兼有心脾气虚者，配以补气药；兼有气滞血瘀者，配以活血化瘀药等。另外还需注意，安神药多属治标之品，不可久服，病愈即停。琥珀为化石类药物，如做丸散服用，易伤脾胃，故不宜久服，并应酌情配伍养胃药同用。

酸枣仁

又名：枣仁。

性味归经：味甘、酸，性平归心、肝经。

养血、安神之首选药

酸枣仁能补肝、宁心敛汗、生津，为养血、安神之首选药。《本草崇原·酸枣仁》中记载："枣肉味酸，肝之果也，得东，万木味，能达肝气上行，食之主能醒睡。枣仁形圆色赤，禀火土之气化。火归中土，则神气内藏，食之主能寤寐。"《本草图解·酸枣仁》中又记载："酸枣、仁味酸性收，故其主治多在肝胆二经，肝虚则阴伤而烦心不得卧。肝藏魂，卧则魂归于肝；肝不能藏魂，故目不瞑。酸枣仁味归肝。肝受养，故熟寐也。"

【酸枣仁小档案】

酸枣仁主产于河北、陕西、辽宁、河南等地。药用部位为酸枣的成熟种子，酸枣属鼠李科落叶灌木或乔木植物，一般在秋季果实成熟时采收。将果实浸泡一夜，搓去果肉，碾碎果核，将果仁晒干，即为生酸枣仁；或用小火炒至微鼓，有香气，色微变深，即为炒酸枣仁。阴虚失眠兼有热者宜用生酸枣仁，心脾两虚心慌、食少、多汗者宜用炒酸枣仁。现代研究显示，酸枣仁含有黄酮苷、白桦脂酸、白桦脂醇、酸枣仁皂苷、阿魏酸、胡萝卜苷、氨基酸、谷甾醇、维生素 C 等成分。

【功效主治】

功效　养心，安神，敛汗。

主治 ①对神不守舍引起的心慌、多梦、易醒、失眠等有治疗作用。②用于体虚多汗等。

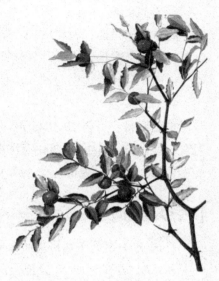

【真伪鉴别】

正品酸枣仁呈扁圆形或扁椭圆形，表面紫褐色，平滑，有光泽，一面较平坦，中央有一条隆起的纵线纹，另一面微隆起，顶端有细小突起的合点，下端有略凹陷的线行种脐，种脊位于边缘一侧，种皮硬脆，种仁微有香气，带油性。

伪品之一滇枣仁，扁圆形或近桃形，表面灰黄色或棕黄色，一面平坦，中央无明显隆起纵线纹，种皮较薄。

伪品之二枳木具子，扁平圆形，表面红棕色，平滑，有光泽，一面较平坦，另一面稍隆起，一端凹陷，可见点状种脐，另一端有微突的合点，种皮硬。

【注意事项】

1. 内有实邪郁火者慎用。

2. 酸枣仁为植物的种子，含有多量的脂肪油，故有通便的作用，腹泻者慎用。

【药膳养生】

1. 养心安神

酸枣仁粥：炒酸枣仁 30 克，水煎，过滤留汁，加入粳米 50~100 克，煮粥，熟后加入适量盐即可。7~10 天为 1 个疗程，连续 3~5 个疗程。适用于虚劳虚烦型失眠、心悸、盗汗、头晕目眩、咽干口燥、嗜眠症、神经衰弱、健忘、多梦、惊悸等。

2. 补益心脾

酸枣仁泥鳅汤：泥鳅 50 克去内脏，切段。与酸枣仁 50 克，姜、葱、料酒各适量，先用大火煮沸 3 分钟，除去浮沫，再改用小火煮 15 分钟，即可。适用于心脾两虚引起的阳痿且伴失眠、气短、懒言、食少等。

3. 滋阴安神

枣仁排骨：百合 20 克洗净，用温水浸泡约 10 分钟。酸枣仁 10 克，用刀背略微压碎。小排骨 200 克洗净，汆烫去血水，放入锅中，加入百合、酸枣仁后，再加入 750 克水，放入电饭锅中，加盐调味，煮至汤浓即可。

【古今验方】

1. 治疗女性更年期出现的失眠、多汗

珍珠母 20 克先煎 20 分钟，再加入炒酸枣仁 12 克、柏子仁 5 克，水煎 15 分钟。每日 1 剂，分为早晚服用。

2. 治疗神经衰弱

取酸枣仁 30 克捣碎，用纱布包裹，加清水 200 毫升浓煎至 30 毫升。每晚睡前半小时服，10 日为 1 个疗程。也可取酸枣仁 5 克，研碎后加白糖拌匀，于睡前用温开水冲服。

柏子仁

又名：柏实。

性味归经：味甘，性平；归心、肾、大肠经。

滋养心血以安神

柏子仁具有养心安神、敛汗、润肠的作用。《神农本草经》中记载，柏子仁能够"主惊悸，安五脏，益气，除湿痹。久服令人润泽，美色，耳目聪明，不饥不老，轻身延年"。古代有一则"长寿毛女"的传奇故事：项羽进驻咸阳后，有一名秦代宫女逃入山中，以柏子仁、柏叶充饥，冬不觉冷，夏不觉热。后来在汉代时发现此女全身黑毛，身轻如飞，已有200多岁。因此，古人称柏树是多寿之木。

【柏子仁小档案】

柏子仁主产于山东、河南、河北等地。药用部位为侧柏的成熟种仁，侧柏属柏科常绿乔木，以颗粒饱满、黄白色、不泛油、无皮壳及杂质者为上品。一般在秋、冬种子成熟时采摘，去壳阴干；或用小火炒至油黄色，有香气，即为炒柏子仁；或将柏子仁碾碎，用吸油纸包裹，加热微烘，压榨去油，即为柏子仁霜。大便稀薄者宜用柏子仁霜。现代研究发现，柏子仁中含有脂肪油、挥发油、皂苷、维生素A、蛋白质等。

【功效主治】

功效　养心安神，敛汗生津，润肠通便。

主治　①用于心慌、失眠等，尤其适用于心阴虚及心、肾不交引起的心慌失眠。②用于肠燥便秘、老人或产妇便秘等。

【真伪鉴别】

经过加工后的长糯米，与柏子仁相似，但二者功效不同，须鉴别使用。柏子仁呈长卵形或长椭圆形，表面黄白色或淡黄棕色，外包有膜质内种皮，顶端略尖，基部钝圆，质软油润，断面黄白色，富油性，气微香。长糯米呈长椭圆形，经植物油浸渍微炒后表面黄色至黄棕色，可见线状种脐，基部钝圆，质较硬，断面类白色，微具油性，气微。

【注意事项】

1. 柏子仁在保存时注意防蛀和泛油，宜置于阴凉干燥处。
2. 痰多、大便稀薄、腹泻或呕吐者慎用或忌用。大便稀薄者可用柏子仁霜。

【药膳养生】

1. 润肠通便，养心安神

柏子仁粥：柏子仁（去皮、壳、杂质，捣烂）10~15 克，粳米 50~100 克，煮粥，粥熟后，加入蜂蜜，稍煮即可，每日 2 次，2~3 天为 1 个疗程。适用于心悸、失眠、健忘、长期便秘或老年性便秘等。

2. 治疗耳鸣

柏子仁黑豆汤：黑豆 30 克，柏子仁 6 克，酸枣仁 5 克，水煮，黑豆熟烂后服用。早、晚各 1 次。适用于耳鸣、听力减退兼失眠、便秘者。

3. 养心安神

柏子仁猪心汤：猪心 1 个，柏子仁 10 克，盐、鸡精、料酒、水各适量，用小火煮至猪心熟烂，再加葱花少许，喝汤食猪心。适用于心血亏虚引起的心慌、失眠、多梦等。

4. 祛风解毒，养血安神

柏子仁酒：柏子仁、鸡屎白各 50 克，生姜 25 克捣碎，细筛，共炒至焦色，趁热投入白酒 1000 毫升中待凉去渣。每次空腹服 5~10 毫升，早、晚各 1 次。适宜中风失语者。

【古今验方】

1. 养血安神

新鲜百合 500 克，以水浸泡 24 小时，取出，洗净。炒酸枣仁 15 克，水煎，过滤留汁，加入百合，煮熟，喝汤吃百合。每次 1 小碗，每日 2 次。适用于神经衰弱、心神不定、心烦、失眠等。

2. 平肝潜阳，宁心安神

柏子仁 9 克，合欢皮 15 克，夜交藤 30 克，珍珠母 30 克，沙参 12 克，麦冬 9 克，石决明 30 克，丹参 9 克，赤芍 15 克，黄芩 9 克，淮小麦 30 克，水煎服。适用于肝阳上扰、心神不宁引起的顽固性失眠。

远志

又名：远志筒、远志肉、远志棍。
性味归经：味辛、苦，性微温；归肺、心经。

安神祛痰　增强记忆力

远志具有宁心安神、祛痰开窍、消散肿痛等功效。古时还认为远志能益智强志，故有远志之名。药王孙思邈也将远志列为益智方药的第一味。《神农本草经》中记载，远志"主咳逆伤中，补不足，除邪气，利九窍，益智慧，耳目聪明，不忘，强志倍力，久服轻身不老"。《名医别录》中记载，远志"定心气，止惊悸，益精，去心下膈气、皮肤中热、面目黄。好颜色，延年"。

【远志小档案】

远志主产于山西、陕西、吉林、河南、河北、内蒙古、陕西等地。药用部位为远志科植物远志或卵叶远志的干燥根。一般在初春出苗前或秋后地上部分枯萎后挖取根部，除去地上残茎及泥土，趁新鲜时选择无病害根茎，选择较粗的根茎用木棒敲打或用手搓揉，使其松软，抽去木芯，晒干，即为"远志筒"；选择较细的根茎，用木棒锤裂，除去木芯，晒干，即为"远志肉"；最细小的根茎不去木芯，直接晒干，即为"远志棍"。

【功效主治】

功效　宁心安神，祛痰开窍，消痈肿。
主治　①用于心神不安、惊悸、失眠、遗精、健忘等。②用于痰阻心窍引起的神志恍惚、惊痫、痰多不爽等。③用于寒凝气滞及痰湿阻络引起的痈疽疮肿、乳房肿痛等。

【真伪鉴别】

远志中偶尔会掺有白薇。远志棍有木芯，表面灰黄色或灰棕色，粗糙不平，有较密的半环状深陷的横沟纹及支根痕，有少数支根，木芯易与皮部分离，气微，味苦、微辛，有刺喉感，手捏有细腻感。白薇大多为切断细根，少数为不规则的圆形片，表面棕黄色，平滑，质硬脆，易折断，断面皮部黄白色，木部黄色，中央有细小黄色木芯，不易分离，气微，味微苦，在荧光灯下观察，白薇外表显褐紫色荧光，断面皮部显现蓝色荧光。

【注意事项】

1. 远志储存时应置于通风干燥处，防潮、防霉、防油、防烟等污染。
2. 有实火或痰热者慎用。
3. 如果不用甘草水制远志，易引起恶心呕吐等。
4. 远志皂苷刺激胃黏膜，故有溃疡或胃炎者慎用。

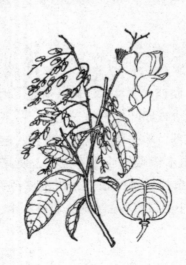

【药膳养生】

1. 益心志，聪耳目

远志莲子粥：粳米 50 克，煮粥，熟后加入远志粉 30 克、莲子粉 15 克，稍煮。适用于老年痴呆、记忆减退、心慌失眠、表情淡漠、沉默寡言等。

远志蜜膏：远志 100 克，水煎 3 次，将药汁混合浓缩，再加入炼蜜，制膏。每日早、晚各服 1 汤匙，温水送服。

2. 养心安神

桂圆远志汤：桂圆肉 10 克，枸杞子 10 克，远志 3 克，枣仁 3 克，当归 6 克，白糖适量。将上述材料放入锅中加适量清水煮至汤浓即可食用。

远志枣仁粥：远志 15 克，炒酸枣仁 10 克，粳米 75 克。粳米淘洗干净，放入适量清水于锅中，加入洗净的远志、炒酸枣仁，用大火烧开移小火上煮成粥，可作夜餐食用。可治老年人血虚所致的惊悸、失眠、健忘等症。

【古今验方】

1. 益气养血，宁心安神

灵芝 10 克，炙远志 5 克，切薄片，沸水冲泡，加盖焖 30 分钟，代茶饮。适用于失眠兼有心慌乏力者。

2. 戒烟

鱼腥草 30 克，地龙 15 克，远志 15 克，藿香 10 克，薄荷 10 克，甘草 10 克，水煎服。每日 1 剂，每日 3 次，连续服 7~10 日。体虚者，可加人参 5 克。注意，鱼腥草有浓烈的鱼腥味，会产生恶心的感觉，使人不再想抽烟。

合欢皮

又名：夜合树、夜合花。
性味归经：味甘，性平；归心、肝经。

解郁安神，生肌续骨

　　合欢皮善于解肝郁而安神，适用于愤怒忧郁、虚烦失眠等，还能够活血消肿、生肌续骨，是治疗外伤之要药。《神农本草经》中记载，合欢皮"安五脏，和心志，令人欢乐无忧"。《日华子本草》中记载，合欢皮"煎膏，消痈肿，并续筋骨。"现代药理学研究表明，合欢皮具有镇静、催眠、抗早孕、抗过敏、抗癌等多种作用。

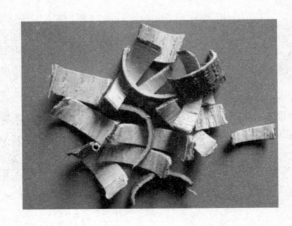

【合欢皮小档案】

　　合欢皮生于山坡或栽培，分布于我国东北、华东、中南及西南各地，主产于湖北、江苏、浙江、安徽等地。以湖北产量大。合欢皮喜温暖向阳环境，耐寒和干旱，对土壤要求不严，在沙质土壤和黏性土壤中生长迅速，用种子繁殖，春季育苗。药用部位为豆科落叶乔木合欢的干燥树皮，一般在夏、秋间剥下树皮，晒干，切段用。现代研究发现，合欢皮中主要含有合欢皂苷、鞣质、黄酮类、多糖等。

【功效主治】

功效　安神解郁，活血消肿。

主治　①用于情志所伤引起的愤怒忧郁、心神不安、虚烦失眠、健忘等。②用于跌打骨伤、瘀血肿痛、肺痈胸痛咳吐脓血等。

【真伪鉴别】

合欢皮为豆科植物合欢的树皮切丝或块片。其基本特征为不规则的丝片。外表皮粗糙，有的可见棕色或红棕色椭圆形横向皮孔。内表面具细纵皱纹。切面近外皮处有断续排列不整齐的黄白色条带。质硬而脆，易折断，断面呈纤维性片状，易层层剥离。气微香，味淡、微涩、刺舌。合欢皮外表皮裂纹少，皮孔红棕色。秦皮外表面具灰白色点状皮孔，干皮常龟裂形成纵向纹沟，味苦。由于秦皮含香豆精成分，水浸液在自然光下显蓝色荧光。

【注意事项】

1. 合欢皮单味大剂量应用 30 克以上，会出现兴奋、失眠等现象。但与重镇安神、养血安神药常规剂量配伍应用，则无这种现象。

2. 溃疡病及胃炎患者慎服，风热自汗、外感不眠者禁服。

【药膳养生】

1. 解郁宁心

合欢茯苓汤：合欢皮 15 克，白茯苓 12 克，郁金 10 克，浮小麦 30 克，百合 15 克，猪瘦肉 150 克，黄花菜 30 克，去核大枣 6 枚，熬汤。每周 3 次。

2. 宁心安神

银鱼厚蛋卷： 浮小麦 5 克，合欢皮 5 克，甘草 3 克，水煎，过滤留汁。将药汁与银鱼 120 克、鸡蛋 4 个、葱末 30 克、盐及胡椒粉各适量拌匀，在平底锅内放少许奶油煎成厚蛋卷即可。每周 2 次，连续 1 个月。适用于失眠多梦、心悸、健忘。需注意，高血压或高胆固醇者不宜长期服用。

3. 安神健脑，止痛消肿

合欢皮酒： 合欢皮 100 克，料酒 500 克。将合欢皮掰碎，浸于料酒中，密闭置阴凉处。每日摇动 1~2 次，14 天后开封过滤即成。每日 2 次，每次饮服 15~20 毫升。适用于健忘、神经衰弱、失眠、头痛、跌打摔伤、伤口疼痛等症。

【古今验方】

1. 治疗失眠

合欢皮 5 克，五味子 10 克，龙眼肉 10 克，酸枣仁 5 克，水煎，代茶饮。

2. 治疗骨折肿痛

合欢皮 25 克，骨碎补 20 克，桃仁 10 克，红花 6 克，水煎内服。每日 1 剂；合欢皮 50 克，骨碎补 30 克，栀子 10 克，捣烂，加 95% 的酒精调匀，外敷于骨折处，覆盖以芭蕉叶保持湿润，用弹力绷带包扎，1 天更换 1 次，可在 24 小时内明显消肿。

3. 滋阴壮阳

合欢皮 15 克煎水，冲服蛤蚧粉 5 克，每日 2 克。适用于性高潮障碍。

夜交藤

又名： 首乌藤。

性味归经： 味甘，性平；归心、肝经。

养血安神　兼可通经活络

夜交藤具有养心安神、养血祛风、通络止痛的作用，适用于阴血虚少引起的失眠，血虚身痛以及皮肤痒疹等。《本草纲目》中记载，夜交藤"风疮疥癣作痒，煎汤洗浴，甚效"。《本草从新》中还记载，夜交藤"补中气，行经络，通血脉，治劳伤"。现代药理研究显示，夜交藤还具有降血脂、抗脂肪肝、抗肿瘤、利尿、抗菌等作用。

【夜交藤小档案】

古称何首乌有雌雄之分，入夜则藤蔓相交，故名夜交藤。《斗门方》云："取根若获九数者，服之及仙，故名九真藤。"夜交藤主产于河南、湖南、湖北、江苏、浙江等地。药用部位是何首乌的藤茎或带叶藤茎，何首乌属蓼科，为多年生蔓生草本植物，生于草坡、路边、山坡石缝隙及灌木丛中。一般在夏、秋采取，除去细枝、残叶，切段，晒干。现代研究发现，夜交藤中含有大黄素、大黄酚、大黄素甲醚、β-谷甾醇等。

【功效主治】

功效　养心安神，祛风通络。

主治　①用于阴血亏虚引起的虚烦、失眠、多梦等。②用于血虚肢体酸痛、风湿痹痛等。③外洗用于皮肤疮疹瘙痒等。

【真伪鉴别】

据报道，部分地区将白首乌藤代作夜交藤用，但二者功效不同，应予以区分。正品夜交藤，茎细长圆柱形，常扭曲，无毛。叶互生，具长柄，无毛。茎断面托叶鞘膜质抱茎。皮部棕红色，木部淡黄色，髓部白色疏松。味微苦、涩。白首乌藤是萝摩科鹅绒藤属植物耳叶牛皮消、戟叶牛皮消的带叶茎藤，茎圆柱形，叶对生，茎断面无托叶鞘，类白色，有粉性，髓部常中空，味苦、甜。

【注意事项】

夜交藤外用时可煎水洗或捣烂外敷。

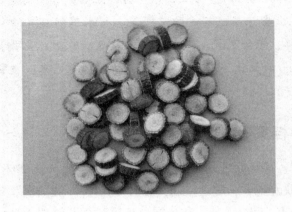

【药膳养生】

1. 养血安神，祛风通络

夜交藤粥：夜交藤 60 克，用温水浸泡，水煎，过滤留汁。粳米 50 克，大枣 2 枚，白糖、水适量，与药汁煮粥。每晚睡前 1 小时温服，10 天为 1 个疗程。适用于虚烦失眠、顽固性失眠、风湿痹痛等。

夜交藤黑豆酒：夜交藤、桑枝、桂枝、柏枝、石榴枝各 500 克，水煎，过滤留汁，加入黑豆 2500 克及适量粳米，经二夜后，蒸熟，再加入细辛 350 克、羌活 70 克（捣碎）、防风 180 克（捣碎），拌匀造酒，封酝 11 日，压去糟渣。适用于手足不随、挛缩屈伸不便、四肢麻木、行走艰难等。

2. 滋阴，安神，解郁

夜交藤小米粥：夜交藤、炒酸枣仁各 10 克，茯神 15 克，用水浸泡片刻，与龙眼肉 10 克、小米 150 克煮粥。分 2 次早、晚服用。防治抑郁。

3. 舒肝化火

夜交藤煮冬瓜：夜交藤、麦冬、茯苓、合欢皮用纱布包好，与冬瓜放锅内煮熟加调料。早、晚吃 2 次。适用于失眠多梦、口腔溃疡等。

【古今验方】

1. 养心安神

夜交藤、鸡血藤各 15 克，水煎，每晚睡前送服酸枣仁粉。适用于失眠多梦。

2. 治疗疥疮

夜交藤 200 克，水煎。每日分为早、晚 2 次外洗，10 岁以下儿童用量减半。用药后还需注意勤换洗内衣、被褥。

3. 清心安神

合欢花 5 克，黄连 1 克，郁金 3 克（切小块），夜交藤 5 克（切小块），沸水冲泡 15 分钟，代茶饮。每日睡前服。适用于阴虚火旺型失眠。

第十七章　理气类中草药

　　理气药的主要作用是疏理气机,可治气机不畅、气滞、气逆等病症,包括橘皮、枳实、香附、玫瑰花、佛手、檀香、荔枝核、薤白等。中医理论认为,气机不畅主要与肺、肝、脾、胃等脏腑有关,寒温失调、饮食不节、外伤瘀血、情绪忧虑等都可导致肺失宣降、肝失疏泄、脾胃升降失常,导致气滞或气逆症的发作。肺气不畅主要表现为胸闷、喘咳、短气;肝气郁滞主要表现为胸胁胀痛、胸闷、疝气疼痛、乳房胀痛、月经不调、痛经;脾胃气滞主要表现为腹胀、嗳气、吞酸、食欲不振、呕吐恶心、大便不调等。临床应用理气药时,多配伍宣肺药、疏肝药、健脾药、消食药、活血药、化痰药等,标本兼顾。另需注意,理气药多辛温,易耗气伤阴,故温燥伤阴、气虚或阴虚者应慎用。

橘皮

又名：陈皮。
性味归经：味辛、苦，性温；归脾、肺经。

理气燥湿之常用药

橘皮为常用的理气健脾、燥湿化痰的中药。《本草纲目》记载："橘皮能泻能燥，辛能散，温能和，其治百病。总是取其理气燥湿之功，同补药则补，同泻药则泻，同升药则升，同降药则降。脾乃元气之母，肺乃摄气之龠。故橘皮为三经气分之药，但随所配而补泻升降也。"现代分析显示橘皮中维生素 C 的含量比猕猴桃中的维生素 C 含量（100 毫克/100 克）还要高 15%~90%。

【橘皮小档案】

橘皮主产于广东、福建、江苏、四川、浙江、湖南等地，尤以广东新会所产的新会柑、广东四会所产的茶枝柑的柑皮，最为地道。橘皮属芸香科植物，其药用部位是橘及其栽培变种的成熟果皮，一般每年 11~12 月份间采摘成熟果实，剥取果皮，晒干或低温干燥。现代研究发现，橘皮中主要含有橙皮苷、新橙皮苷、川陈皮素、橙皮素、对羟福林、蛋白质、类胡萝卜素、肌醇、维生素 C、维生素 B_1、钾、钙、钠、镁、锂、铁、锌、锰等。

【功效主治】

功效　理气健脾，燥湿化痰。

主治 ①用于脾胃气滞引起的腹胀腹满、恶心呕吐。②用于脾胃虚弱引起的消化不良。③用于痰湿内停引起的咳嗽痰多等。

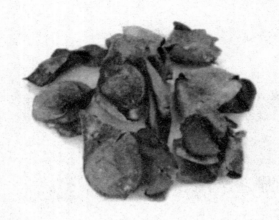

【真伪鉴别】

《本草纲目》中收集了有关橘皮的资料，载："青橘皮乃橘之未黄而青色者，薄而光，其气芳烈。今人多以小柑、小柚、小橙伪为之，不可不慎辨之。"橘、柚、柑三者相类却不尽相同。橘子果实比较小，味道泛酸，皮薄而红；柑比橘大，肉囊甘甜，皮厚发黄；柚大小与橙相仿，果肉微酸，皮厚且黄。李时珍曾根据果实的形态及味道辨别橘、柑、柚，以此来辨别青皮的真伪，他认为青橘皮是橘子尚未成熟时的果皮，柑皮、橙皮、柚皮等都不能取代青橘皮用。而当前市场上出售的橘皮，多掺有柑皮、柚皮等，购买时还应注意鉴别。

【注意事项】

1. 气虚体燥、阴虚燥咳者忌用。
2. 吐血及内有实热者慎用。
3. 多服、久服陈皮易损伤元气。

【药膳养生】

1. 行气健脾，化痰止咳

橘皮粥：橘皮 10 克，水煎，过滤留汁，加入粳米适量，煮粥；或将橘皮晒干，研细末，每次 3~5 克，调入已经煮沸的粥中，并加姜汁适量，稍煮。适用于呕吐痰涎或清水、胸闷、食欲不振、头晕、心慌等。

2. 解郁，理气散结

橘皮海带丝：海带丝 150 克，加入酱油、白糖、麻油、鸡精适量，备用。橘皮 25 克（剁末），加醋拌匀，再与海带、香菜拌匀，随意食用。适用于情绪忧郁兼有乳腺小叶增生等亚健康状态者。

【古今验方】

1. 治酒醉

香橙皮 500 克（盐炒），陈皮 500 克（盐炒），檀香 120 克，葛花 250 克，绿豆花 250 克，人参 60 克，白豆蔻仁 20 克，研细末，每日空腹时，取 10~30 克，用温水冲服。适用于酒醉不解、呃逆吞酸。

2. 治疗淤积疼痛

橘皮 6 克，代代花 6 克，大枣 10 枚、甘草 3 克，沸水冲服，代茶饮。可活血化瘀、消风止痛，适用于骨折中期、淤积疼痛、关节活动僵硬者食用。

3. 缓解不良情绪

橘皮 30 克（切丝），橘络 10 克，加水浸泡片刻，再加入橘核 50 克（敲碎），水煎 30 分钟，过滤留汁，加入蜂蜜 30 克拌匀，上、下午分服。适用于情绪忧郁兼有胸胁胀痛等亚健康状态者。

4. 治疗气郁型鼻窦炎

橘皮 15 克，黄芪 15 克，水煎，过滤留汁，加入荷叶 1 张热浸，取汤，代茶饮。适用于脾肺气虚型副鼻窦炎。

香附

又名: 香附子、雷公头、莎草根。
性味归经: 味辛、微苦、微甘,性平;归肝、脾、三焦经。

理气之良药　调经之要药

香附善于疏肝解郁、调理气机,能够行气止痛,又兼有调经的作用。李时珍称它为"气病之总司,女科之主帅"。《本草纲目》记载,香附"利三焦,解六郁,消饮食积聚,痰饮痞满,跗肿腹胀,脚气,止心腹肢体头目齿耳诸痛,妇人崩漏带下,月候不调,胎前产后百病"。现代药理研究显示,香附有轻度雌激素样作用,还具有强心、保肝、利胆、抗炎、抗菌等作用。

【香附小档案】

香附生长于田野里,每年2月和8月采摘。主产于陕西、甘肃、山西、河北、河南、华东、西南、华南等地。属莎草科植物,其根茎可入药,一般在秋季采挖,洗净,燎去毛须,置于沸水中略煮或蒸透,晒干,或燎后直接晒干;或用米醋拌香附片,浸润至透,用小火炒干,放凉,即为醋香附。醋香附止痛效力更强。现代研究发现,香附中主要含有挥发油、生物碱、强心苷、黄酮类、糖类等物质。

【功效主治】

功效　疏肝理气,调经止痛。
主治　①用于肝郁气滞引起的胸胁、腹胀痛等。②用于肝气郁结引起的乳房胀痛、月经不调、闭经。③用于寒滞肝脉引起的疝气疼痛、痛引少腹等。④用于治疗男子心肺两虚。

【真伪鉴别】

香附与天葵子容易混淆，需予以鉴别：

正品香附根茎多呈纺锤形，有的略弯曲，表面棕褐色或黑褐色，有纵皱纹，并有 6~10 个略隆起的环节，节上有棕色的毛须，并残留根痕，去净毛须者较光滑，环节不明显，质硬，经蒸煮者断面黄棕色或红棕色，角质样，生晒者断面色白而显粉性，内皮层环纹明显，中柱色较深。

天葵子块根呈不规则短柱状、纺锤状或块状，略弯曲，表面暗褐色至灰黑色，具不规则的皱纹及须根或须根痕，顶端常有茎叶残基，外被数层黄褐色鞘状鳞片，质较软，易折断，断面皮部类白色，木部黄白色或黄棕色，略呈放射状。

【注意事项】

气虚无滞、阴虚或血热者忌用。

【药膳养生】

1. 行气健脾，疏肝解郁

陈皮香附蒸乳鸽：陈皮 6 克，制香附子 9 克，乳鸽 1 只，姜、葱、盐适量，绍酒 10 克，大火蒸 40 分钟，每日 2 次，吃乳鸽喝汤。适用于肝郁气滞型急性病毒性肝炎。

2. 疏肝理气，解郁散结

香附路路通蜜饮：香附 20 克，路路通 30 克，郁金 10 克，金橘叶 15 克，水煎，过滤留汁，加入蜂蜜适量，上、下午分服。适于肝郁气滞型乳腺小叶增生。

【古今验方】

1. 治疗月经不调

炒香附 100 克，研细末，用醋和丸，每次服 6~9 克，早晚各 1 次，温水送服。

2. 治疗痛经

香附、益母草各12克，丹参15克，白芍10克，水煎服，行经前3~5天开始，每日1剂，早晚各1次。

3. 治疗崩漏

白芍15克，香附12克，生、熟蒲黄各9克，水煎服。适用于气滞血淤型崩漏。

4. 治疗闭经

香附15克，莪术、红衣、蒲黄、牛膝各10克，凤仙花、益母草各30克，水煎服，每日1剂，早晚各1次。适用于气滞血淤型闭经。

5. 治疗扁平疣

香附12克，薏苡仁15克，木贼12克，板蓝根15克，连翘15克，蝉蜕9克，水煎服，每日1剂，14日为1个疗程。

玫瑰花

又名：徘徊花、刺玫花。

性味归经：味甘、微苦，性温；归肝、脾经。

缓和理气兼和血

玫瑰花理气而不辛燥，和血而不破血，缓和理气，适用于肝郁气滞之轻症。《本草纲目拾遗》记载，玫瑰花"和血，行血，理气，治风痹"。《本草正义》记载，玫瑰花"香气最浓，清而不浊，和而不猛，柔肝醒胃，流气活血，宣通窒滞而绝无辛温刚燥之弊，断推气分药之中，最有捷效而驯良者，芳香诸品，殆无其匹"。现代药理研究显示，玫瑰花还能够促进新陈代谢，有效去除器官硬化、修复细胞，抗病毒，解除口服锑剂中毒。

【玫瑰花小档案】

　　玫瑰花主产于江苏、浙江、福建、山东、河北等地。按照我国的分类标准，真正意义上的玫瑰栽培品种全世界约有 200～300 个。玫瑰花具有甜美的香气，是食品、化妆品香气的主要添加剂。玫瑰属于蔷薇科直立灌木植物，其花蕾可入药，一般春末夏初花将开放时分批采收，用小火及时低温干燥。现代研究发现玫瑰花中主要含有橙花醇、丁香油酚、香茅醇、苦味质、鞣质、没食子酸、脂肪油、红色素、黄色素、蜡质等。

【功效主治】

　　功效　行气解郁，和血，止痛。

　　主治　①用于肝胃不和引起的胁痛、胃痛等。②用于肝郁气滞引起的月经不调、或经前乳房胀痛等。③用于跌打损伤所致的瘀血疼痛。

【真伪鉴别】

　　市场上常有将月季花与玫瑰花混用的现象。月季花，呈类球形，花萼长圆形，花梗较长，萼片暗绿色，短于或等于花冠长，花瓣有的散落，长圆形，紫红色或淡紫红色，雄蕊短于花柱，气清香；玫瑰花，略呈半球形或不规则团状，花托半球形，与花萼基部合生，花梗较短，萼片黄绿或棕绿色，花萼长于花冠，花瓣皱缩，展平后呈宽卵形，紫红色，雄蕊长于花柱，气芳香浓郁。

【注意事项】

　　阴虚火旺者忌用。

【药膳养生】

　　1. 利气行血，散瘀止痛

　　玫瑰花樱桃粥：粳米 100 克，煮粥，加入玫瑰花 5 朵、樱桃 10 枚、白糖适量，稍煮。适用于带下、痛经等。

2. 理气解郁，和血散淤

冰糖玫瑰：玫瑰花 50 克，加冰糖适量，蒸 15 分钟。适用于肝胃气痛、月经不调、痢疾等。

3. 养胃宽脾，理气散郁

玫瑰膏：玫瑰花 300 朵，用水熬浓汁，加入冰糖 500 克，小火收膏，每次 1 汤匙，沸水冲服，早晚各 1 次。适用于肝癌患者。

4. 补心安神

玫瑰花烤羊心：鲜玫瑰花 50 克，加盐，水煮 10 分钟。羊心 50 克，串在烤签上边烤边蘸玫瑰盐水，烤熟即可。适用于心血亏虚引起的惊悸失眠、郁闷不乐等。

5. 疏肝解郁，理气通络

玫瑰金橘饼饮：玫瑰花瓣 6 克，金橘饼半块（切碎），沸水冲泡，闷 15 分钟，代茶饮，可冲泡 3~5 次，1 日饮完，嚼服玫瑰花瓣、金橘饼。适用于情绪忧郁兼有胸胁胀痛等。

【古今验方】

1. 治疗月经周期性头痛

月季花 15 克，玫瑰花 12 克，滁莉花 12 克，杜红花 10 克，金银花 15 克，旋覆花 6 克（包煎），水煎服。月经来潮前 4 天开始服用，连服 10 剂，下次月经前 4 天再开始服用。

2. 化痰核，消结块

玫瑰花、菊花各 10 克，青皮 5 克，沸水冲泡，代茶饮。适用于乳腺增生患者。

3. 防治痤疮

海带、绿豆各 15 克，甜杏仁 9 克，玫瑰花 6 克（用纱布包好），水煎，去玫瑰花，加红糖适量，每日 1 剂。

4. 治疗更年期诸症

乌龙茶、茉莉花、玫瑰花、白菊花、白扁豆花各适量，沸水冲泡，代茶饮。适用于更年期烦躁不安、精神抑郁、高脂血、高血压等。

佛手

又名：佛手柑、佛手香橼、五指柑。
性味归经：味辛、苦、酸，性温；归肝、脾、肺经。

行气颇佳　止痛较弱

佛手具有疏肝理气、和胃止痛、化痰等功效，但止痛作用较弱。《本草纲目》中记载，佛手"煮酒饮，治痰气咳嗽。煎汤，治心下气痛"。《滇南本草》记载，佛手"补肝暖胃，止呕吐，消胃寒痰，和中行气"。现代药理实验表明，佛手还能够解痉、抑制中枢、增加冠状动脉血流量、抗心律失常、降血压、抗过敏、抗炎、抗病毒等作用。

【佛手小档案】

佛手的生长习性对环境条件的要求并不算高，一般在南方地区种植都很适宜。佛手主产于广东、福建、浙江、江西、广西、四川、云南等地。被称为"果中之仙品，世上之奇卉"，雅称"金佛手"。属于芸香科植物，佛手的干燥果实可以入药，一般秋季果实尚未变黄或变黄时采收，晾晒3~5天，切成薄片，晒干或低温干燥。现代研究发现，佛手主要含有香豆素类、黄酮类、三萜类、挥发油等物质。

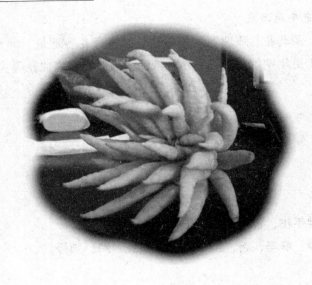

【功效主治】

功效 疏肝理气，和胃止痛，化痰。

主治 ①用于肝郁气滞引起的胸胁胀痛、胃脘痞满、食少呕吐等。②用于咳嗽日久痰多兼胸闷作痛等。

【真伪鉴别】

佛手瓜为葫芦科植物，可作蔬菜食用，无正品佛手的药用功能。正品佛手片呈类椭圆或卵圆形，顶端稍宽，常见有3~5个手指状裂瓣，基部略窄，外皮有皱纹及油点，果肉浅黄白色，散有凹凸不平的线状或点状维管束，气香，味微甜而后苦；佛手瓜呈长圆性或不规则薄片，上半部稍宽，有时顶端浅裂两半，不呈指状分支，外表面黄白色，具不规则纵皱纹，无凹点，果肉类白或黄白色，散有点状维管束，气微弱，味微甘。

【注意事项】

阴虚火旺、气虚或无气滞者慎用。

【药膳养生】

1. 疏气宽胸，和胃止呕

佛手姜汤：佛手 10 克，鲜姜 10 克，水煎，过滤留汁，加入白糖适量，代茶饮。适用于肝气不舒、长吁短叹、胸闷痞满、纳食不香的肝病患者。

2. 理气化痰，润肺止咳

佛手蜜：佛手 100 克，蜂蜜 250 克，白酒 10 克，共浸 7 天即可，每次 2 汤匙，含服，或沸水冲服，每日 2 次。适用于慢性气管炎、咽喉炎、肺气肿、肺心病、慢性胃炎等。

3. 活血理气，舒脾和肝，防病强身

佛手酒：佛手（切片）300 克，白酒 2000 克，浸泡 1 个月后饮用。适用于冠心病、肝胃病、慢性咳喘。同时还可预防感冒。

4. 行气止痛，温经通络

韭菜炒佛手：韭菜 25 克（切段），佛手 20 克（切片），同炒。适用于关节脱位复位中期，关节仍肿胀，活动不便者。

5. 疏肝理气消食，益气渗湿健脾

山药佛手粥：山药、佛手、白扁豆各 50 克，大麦芽 30 克，煮粥，加入白糖适量。适用于肝病见纳呆、脘满、腹泻者。

【古今验方】

1. 治疗慢性支气管炎、哮喘

佛手 30 克，丹参 15 克，麻黄 0.5 克，杏仁 15 克，五味子 3 克，细辛 3 克，元神曲 15 克，炙甘草 3 克，水煎服。适用于各种急慢性气管炎、哮喘等。

2. 缓解情绪

香橼皮 9 克，佛手 9 克，绿梅 3 克，水煎服。适用于情绪忧郁兼有胸胁胀痛者。

3. 调经散血

佛手、川芎、香附各 15 克，水煎服，每日 1 剂。适用于气滞血淤型月经不调，有血块者。

4. 治疗慢性盆腔炎

山楂 30 克，佛手 15 克，水煎服，每日 1 剂，连续 7~8 天。适用于经行腹痛、经色紫红，有血块者。

檀香

又名： 白檀香、黄檀香、真檀。
性味归经： 味辛，性温；归脾、胃、心、肺经。

理气要药　绿色金子

檀香气味芳香醒脾，善于利膈宽胸，理气温中，兼能和胃止痛。《本草备要》中记载，檀香"调脾胃，利胸膈，为理气要药"。《本草求真》记载，白檀香"熏之清爽可爱，凡因冷气上结，饮食不进，气逆上吐，抑郁不舒，服之能引胃气上升，且能散风辟邪，消肿住痛，功专入脾与肺，不似沉香力专主降，能引气下行也"。近几年，檀香因其集药用价值，经济价值（香料、工艺雕刻材料）于一身，已获世界上"绿色金子"之美称。

【檀香小档案】

檀香树皮粗糙，呈褐色。叶对生，椭圆形或卵状披针形，花小，多数始为淡黄色，后变为深紫色。主产于东南亚、印度、非洲、澳洲等地，中国海南、广东、云南、台湾也有出产。属于檀香科植物，常绿小乔木檀香树干的心材，一年四季均可采伐，以夏季采得者质量最佳，采后切小段，除去边材，入药。现代研究发现，檀香中主要含有 α-檀香醇与 β-檀香醇、檀香烯、三环檀香醛、反式柠檬烯、荷叶醇、甜没药烯醇等。

【功效主治】

功效 理气温中，散寒止痛。
主治 ①用于寒凝气滞引起的胸痛、腹痛、胃痛等。②用于胃寒食少、呕吐清水等。③用于冠心病、心绞痛等。

【真伪鉴别】

正品檀香为圆柱形木段，有的略弯曲，外表面灰黄色或黄褐色，光滑细腻，有的具疤节或纵裂，断面呈棕黄色，显油迹，棕色年轮明显或不明显，纵向劈开纹理顺直，质坚实，不易折断，气清香，燃烧时香气更浓，嚼之微有辛辣感；混用品也为圆柱形木段，有的略弯曲，外表面灰黄色，光滑细腻，有的具疤节或纵裂，断面呈灰黄色，略显油迹，棕色年轮明显或不明显，纵向劈开纹理顺直，质坚实，不易折断，可能经过檀香醇浸泡，气清香，燃烧时气香，嚼之微有辛辣感。

【注意事项】

阴虚火旺或气热出血者忌用。

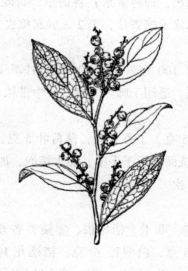

【药膳养生】

1. 活血气，化瘀宣痹

红花檀香茶：红花5克，白檀香3克，沸水冲泡，代茶饮，每日1剂，每剂冲泡3~5次。适用于冠心病、心绞痛、心肌梗死（缓解期）。

2. 活血，化瘀，止痛

红花檀香饮：檀香5克，红花5克，绿茶2克，红糖30克，沸水冲泡，加盖闷5分钟。适用于月经量少、小腹胀痛、经色紧暗有血块者，也有美容的作用。

3. 健脾醒酒

橘皮醒酒汤：檀香200克，鲜橘皮500克，陈橘皮500克，葛花250克，绿豆花250克，人参100克，白蔻仁100克，盐300克，水煎服。用于酒醉不醒、呕吐吞酸。

【古今验方】

1. 治疗雀斑

白檀香（捣磨成汁）、浆水（将煮熟的小米，浸泡在冰水中5~6日，至生出白色泡沫时，滤出，即得浆水）各适量，每晚用温浆水洗脸，毛巾擦干，然后在雀斑局部涂上檀香汁，第2天晨起擦去。

2. 治疗肺热咳嗽

檀香200克，石膏100克，红花100克，甘草100克，丁香100克，北沙参100克，水煎服。适用于肺热咳嗽、痰中带脓。

3. 英颜柔肤

茯苓15克，檀香5克，丁香5克，薄荷叶5克，香附5克，研细末，加淀粉50克拌匀。将洗面乳置于手中，加水搓泡，加1小匙药粉混合后洗脸，清水冲净，每周2次。

4. 洁肤，益颜

藿香、甘松、白芷、藁术、栝楼根、零陵香各60克，大皂角子（去皮）250克，白茅香75克，白檀香30克，楮桃儿100克，糯米2000克，研细末，过筛，用药末洗手。适用于手、面皮肤污垢皲裂者。

薤白

又名：薤根、野蒜、小独蒜。
性味归经：味辛、苦，性温；归肺、胃、大肠经。

治疗胸痹之要药

薤白具有行气导滞、通阳散结的功效，是治疗胸痹之要药。胸痹主要以心前区或胸骨后刺痛、闷痛为主症，可因劳累、感寒、饱餐、情绪激动等诱发，多是短暂性发作，相当于现代医学中的心绞痛。《本草纲目》中记载，薤白"治少阴病厥逆泻痢及胸痹刺痛、下气散血、安胎"。现代药理研究显示，薤白还能够降血脂、抗氧化、解痉、平喘、镇痛、抗菌。

【薤白小档案】

薤白主产于江苏、浙江、黑龙江、吉林、辽宁等地。属于百合科多年生草本植物，其小根蒜和薤的地下鳞茎可入药，一般每年5月采挖，去苗，洗净，晒干，生用。现代研究发现，薤白主要含有薤白苷、胡萝卜苷、腺苷、胸苷、甲基烯丙基三硫、二甲基三硫、甲基正丙基三硫、乙烯撑二甲硫、前列腺素、氨基酸、钙、镁、铬、锰等。

【功效主治】

功效　行气导滞，通阳散结。

主治　①用于气滞引起的泻痢里急后重。②用于寒痰湿浊凝滞引起的胸闷疼痛、咳喘等。③可用于治疗胸痹。④用于治疗胸腹胀满、泻痢后重。⑤用于治疗女性赤白带下。⑥用于解毒补虚。

【注意事项】

1. 脾胃虚弱、阴虚或发热者慎用。
2. 服用过多薤白会刺激胃黏膜，溃疡者不宜用。
3. 胃气虚寒者，服薤白会发生嗳气，不宜多用。

【古今验方】

1. 治疗肥胖症

薤白、决明子、泽泻各 20 克，水煎，过滤留汁，每日 1 剂，分为 3 次服用。

2. 治疗脾肾阳虚型痢疾

薤白、肉豆蔻、五味子、葛根、槟榔、赤芍、炙黄芪各 10 克，干姜、补骨脂、桔梗、桂枝各 6 克，吴茱萸、制附片（先煎）各 3 克，茯苓 15 克，生白术 20 克，黄连 5 克，水煎服。

枳实

又名：江枳实、川枳实。

性味归经：味苦、辛、酸，性温；归脾、胃经。

破气除胀　消积导滞

枳实有破气除痞，化痰消积的功效。《药品化义》记载，枳实"专泄胃实、开导坚结，故主中脘以治血分、疗脐腹间实满、消痰癖、去停水、逐宿食、破结胸、通便闭，非此不能也。若皮肤作痒，因积血滞于中，不能营养肌表；若饮食不思，因脾郁结不能运化，皆取其辛散苦泻之力也。

为血分中之气药，唯此称最"。

【枳实小档案】

　　枳实主产于江西、福建、四川、浙江、湖南等地，尤以江西所产枳实，亦称"江枳实"，最为道地。药用部位为芸香科植物酸橙及其栽培变种或甜橙的干燥幼果，一般每年5~6月收集自然落地的果实，除去杂质，自中部横切开，晒干或低温干燥，较小者直接晒干或低温干燥。现代研究发现，枳实中主要含有橙皮苷、新橙皮苷、苦橙素、对羟福林、挥发油等成分。

【功效主治】

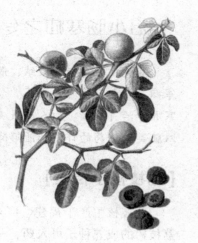

　　功效　破气消积，化痰散痞。

　　主治　①用于食积不化引起的腹满腹胀、嗳气、大便不通等。②用于湿热积滞引起的泻痢后重。③用于痰滞气阻引起的胸痹、心下痞满等。④用于胃下垂、子宫脱垂、脱肛等。

【注意事项】

　　脾胃虚弱、体虚久病及孕妇慎用。

【古今验方】

　　1. 治疗偏头痛

　　枳实50克，水煎服，代茶饮，每日1剂，连续10日为1个疗程。

　　2. 清热化湿

　　生大黄、茯苓、连翘、赤芍、川芎各9克，枳实、黄芩、防风各6克，生白术4克，生山楂15克，随症加减，水煎服，分为早晚2次服用，10日为1个疗程。服完1疗程后，停药1周，继服第2个疗程。一般患者，服药1~2个疗程见效。适用于寻常性痤疮。

荔枝核

又名：荔仁、枝核、大荔核。
性味归经：味辛、微苦，性温；归肝、肾经。

治小肠寒疝之专用药

荔枝核具有行气散结、散寒止痛的功效。善行血中之气，为治疗小肠寒疝、睾丸冷痛的专用药。《本草备要》记载荔枝核"入肝肾散滞气，辟寒邪，治胃脘痛、妇人血气痛"。现代药理研究显示，荔枝核还兼有类似双胍类降糖药的作用，能够降血糖、并能调节血脂代谢紊乱。

【荔枝核小档案】

荔枝核主产于福建、广东、广西等地。属于无患子科常绿乔木植物，荔枝树的成熟种子可入药，一般夏季采摘成熟果实，除去果皮及肉质假种皮，晒干；或将荔枝核捣碎，用盐水拌匀，闷润，再用小火加热炒干。现代研究发现，荔枝核中主要含有皂苷、鞣质、挥发油、甘氨酸等。

【功效主治】

功效　行气散结，散寒止痛。
主治　①用于寒疝腹痛，睾丸肿痛。②用于肝气郁结引起的胃痛、痛经或产后腹痛等症。

【注意事项】

无寒湿气滞者忌用。

【药膳养生】

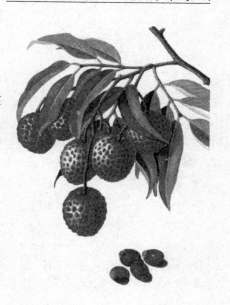

1. 理气，利湿，止痛

荔枝核蜜饮：荔枝核 30 克水煎，过滤留汁，加入蜂蜜适量，早晚 2 次分服。适用于各类慢性盆腔炎、心情抑郁、带下量多。

2. 行气通经

荔枝橘核茴香粥：荔枝核 15 克，小茴香 10 克，橘核 15 克，水煎，过滤留汁，加入粳米适量，煮粥，于月经结束一天开始，早晚各服 1 剂，连服 7 日，连续 3 个月。适于女性不孕。

3. 改善肝硬化

荔枝核海带汤：荔枝核、茴香、青皮各 15 克，海带 50 克，水煎，每日 1 次。